Ann-Marlene Henning
Dass der Kaffee nicht mehr schmeckt,
ist mein kleinstes Problem

ANN-MARLENE HENNING

Dass der Kaffee nicht mehr schmeckt, ist mein kleinstes Problem

Leben mit Long Covid

PIPER

Mehr über unsere Autorinnen, Autoren und Bücher:
www.piper.de

Inhalte fremder Webseiten, auf die in diesem Buch (etwa durch Links)
hingewiesen wird, macht sich der Verlag nicht zu eigen.
Eine Haftung dafür übernimmt der Verlag nicht.

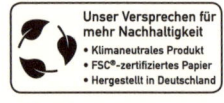
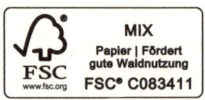

ISBN 978-3-492-06435-4
© Piper Verlag GmbH, München 2022
Satz: Eberl & Koesel Studio, Altusried-Krugzell
Gesetzt aus der Minion Pro und Futura
Litho: Lorenz & Zeller, Inning am Ammersee
Druck und Bindung: CPI books GmbH
Printed in the EU

Inhalt

Corona – haben oder nicht haben, das ist hier die Frage

5.–12. November 2021

»Frau Henning, da sind Sie ja wieder, wir nehmen Ihnen gleich den Tubus raus.« Die weibliche Stimme drang ruhig und fest zu mir durch. Mein erster Gedanke: Ach, das war es gewesen – ein Koma! Die Einsicht war erleichternd. Hinter mir lagen, wie ich gleich erfahren würde, zwölf Tage im Koma, mit den schlimmsten Albträumen meines Lebens, wie in einer Endlosschleife, und von denen ich gedacht hatte, sie seien *echtes* Leben. Das störende Gefühl im Hals, das in fast allen Träumen eine Rolle gespielt hatte, war der Tubus gewesen.

Nun würden sie gleich mit dem Entfernen des Tubus loslegen. Ich bin eine nervöse Patientin, wie mir immer wieder gesagt worden war. Ich stelle mir das Heftigste vor und reagiere auf die kleinste Körperempfindung höchst aufmerksam. Eine »Entfernung« würde eher nicht zum Angenehmen gehören und konnte auch schiefgehen. Bevor ich aber einen weiteren Gedanken fassen konnte, ging es schon los. Ich hätte eh keine Kraft gehabt, mich zu wehren. Mein Trost: Dieses blöde Ding in meinem Hals würde endlich entfernt werden.

»Husten Sie, Frau Henning, toll machen Sie das. Husten Sie noch mal!« Die Ärztin schien über mein Mitwirken höchst begeistert. Dann war überall Schleim im Mund, sodass ich nicht atmen konnte.

Eine zweite Ärztin meinte: »Ich helfe Ihnen kurz, Frau Henning …« Sie steckte irgendetwas Langes in meinen Mund und meinen Hals und bewegte es hin und her wie ein Staubsauger. Das war es, ich war befreit. Mein Hals fühlte sich aber noch rau

7

an, sie sagten, das sei normal und würde bald verschwunden sein.

Drei Personen standen um mich herum, wie ich jetzt sah. Da war noch ein Arzt.

Heiser fragte ich: »Ich war im Koma?« Sie nickten alle drei, und ich begann vor Erleichterung zu weinen. »Sie haben mir wohl damit mein Leben gerettet.«

Der Arzt meinte, das sei tatsächlich der Fall.

»Sie grinsen alle so«, sagte ich.

»Ja, wenn jemand wieder aus dem Koma zurückkommt, ist es immer ein besonderes Gefühl. Ein sehr gutes«, antwortete der Arzt.

»Danke!« Ich weinte noch immer, auch weil die Albträume eben nur Träume gewesen waren und nicht die Hölle auf Erden – oder nach dem Tod. Zwischendurch hatte ich das vermutet, während ich »schlief« …

Irgendetwas stimmt nicht

Es war Anfang November 2021, als ich von einem Dreh für einen Privatsender zum Thema sexuelle Erwachsenenbildung gegen siebzehn Uhr nach Hause in meine Praxis-Wohnung im fünften Stock kam. Ich fühlte mich »anders« als sonst. Irgendetwas ging in meinem Körper vor, weshalb ich mich gleich nach dem Abendessen ins Bett legte; ohnehin war es eine wilde Woche gewesen. Ich war wieder mal von Dänemark zum Arbeiten nach Hamburg gekommen. In Haderslev, gut fünfzig Kilometer von Flensburg entfernt, hatten mein Lebensgefährte Louis und ich zusammen ein Haus gekauft und renoviert, seit genau zehn Monaten hatte ich also zwei Wohnsitze, Louis war komplett nach Dänemark gezogen. Ich rief ihn an, spürte aber nach wenigen Minuten schon, dass ich nicht lange telefonieren konnte, ich sagte ihm, ich müsste jetzt schlafen. Kurz schoss es mir durch den Kopf, ob ich mich vielleicht mit Corona infiziert haben könnte. Ich spürte ein Kratzen im Hals.

Schnell schlief ich ein, und am nächsten Morgen war mir

sofort klar, dass ich die Fortsetzung des Drehs würde absagen müssen: Mein Hals tat spürbar weh, und ich fühlte mich merkwürdig schlaff im ganzen Körper. Als ich die Produzentin anrief, wusste ich, dass es nicht leicht werden würde. Die Produzentin informierte alle Beteiligten, die mit mir zu tun gehabt hatten, das waren an die fünfzehn Personen, die jeden Morgen vor den Dreharbeiten getestet worden waren, so wie ich auch. Wir mussten nun alle einen offiziellen PCR-Test absolvieren.

Wirklich überzeugt, dass ich mir COVID-19 eingefangen hatte, war ich zu diesem Zeitpunkt noch nicht.

Dann klingelte es auch schon an meiner Praxistür, und ein Arzt im weißen Schutzanzug kam herein. Er führte den PCR-Test durch, dann ließ er mich allein zurück. Dieser Style, von Kopf bis Fuß »schutzgekleidet«, würde eine Woche später für längere Zeit in meinen Alltag einziehen. Der Arzt in meiner Praxis hatte wie ein Polarforscher ausgesehen, aber vielleicht war ich zu dem Zeitpunkt schon im Fieberwahn?

Meine Praxis, in der ich auch wohne, wenn ich in Deutschland arbeite, liegt in Hamburg, im schönen Eppendorf, umgeben von Parks und Wasser. Ich fühle mich dort, gerade als Dänin, sehr wohl. In meiner ganzen Kindheit war ich innerhalb einer Viertelstunde am Wasser oder unter Bäumen.

Die Praxis eröffnete ich 2006, bis heute arbeite ich dort als Paar- und Sexualtherapeutin. Als Sexologin[1] hatte ich eine eigene Fernsehsendung: *Make Love – Liebe machen kann man lernen.* Ich schreibe Bücher, gebe Fortbildungen, halte Vorträge und entwickelte zwei Spiele über Liebe und Sexualität. Mittlerweile betreibe ich auch zwei Podcasts: »Beziehungsweise« und »Ach, komm! – Der Sexpodcast«. Die Arbeit in meiner Praxis bleibt jedoch die Grundlage für mein Tun als Sexologin. Ich führe dort psychotherapeutische Gespräche und liebe den direkten Kontakt zu Menschen. Dadurch treffe ich aber auch in kürzester Zeit auf viele Personen, und ebendies sollte mir jetzt zum Verhängnis werden.

Ich lag krank auf dem Sofa in der Praxis-Wohnung.

Am nächsten Tag, einem Sonntag, hatte ich noch keine Antwort vom Polarforscher-Test, sondern nur meine gefühlte Gewissheit, eine Infektion zu haben. Als ich wieder Louis anrief, sagte ich: »Wenn es Corona ist, hoffe ich auf einen milden Verlauf. Mir geht es nicht gut, aber es ist erträglich. Ich muss nur viel schlafen und mich gut auskurieren.«

Der Arzt, der die Filmproduktion versicherungsbedingt betreute, sorgte dafür, dass mir einiges aus der Apotheke gebracht wurde: ein Thermometer, ein Nasenspray, Cortison und ein Sauerstoffsättigungsmessgerät – alles nur »für den Fall der Fälle«, dann wäre schon alles Nötige da. Das hatte mich beruhigt, ich dachte aber nicht, dass ich es brauchen würde. Die Sachen wurden mir auf die Matte vor der Praxis gelegt, ich sah den Menschen, der es brachte, nicht. Ein böses Omen.

Mehrfach loggte ich mich in die offizielle Corona-Test-Website ein und suchte nach meiner Testnummer. Sie war noch immer nicht aufgeführt. Ich konnte aber erkennen, wie viel Prozent der Getesteten positiv waren: Es waren viele, und die Zahl wuchs!

Inzwischen waren drei Tage vergangen, und meine Situation hatte sich nicht verschlimmert. Ich war okay, wenn auch angeschlagen. Dann klingelte am Nachmittag das Telefon.

»Sind Sie Frau Henning? Ich rufe Sie an, weil Ihr Test positiv war ...« Es war das Labor.

»Das hat aber gedauert«, lautete meine Antwort.

Der Labormitarbeiter erklärte, dass sie schnell gewesen seien, sie hätten den Test gerade erst am Morgen erhalten. Der Arzt, der mich getestet hatte, hatte offenbar das Wochenende abwarten wollen.

Das positive Ergebnis war emotional ein unangenehmes Ereignis, aber ich glaubte nach wie vor an einen milden Verlauf.

Besonders viel Wissen hatte ich über die neuartige Krankheit nicht. Dass Gefäße und Lunge, bei meiner Virusvariante Delta, beteiligt sind, klar, aber dass häufig auch das Gehirn angegriffen wird, fand ich erst später heraus.

Mittlerweile war zu dem Halskratzen eine unangenehme

Übelkeit hinzugekommen. Ich musste mich nicht übergeben, aber Schlaf und Erholung waren kaum möglich. Da lag ich also: mit Übelkeit, Halskratzen und COVID-19-positiv. Es war schon Dienstag. Der Tag begann und endete wie die anderen. Ich sagte Louis am Telefon: »Mir geht es schlecht, aber es wird bald vorbei sein.« Was ich nicht wusste: Die Delta-Infektion hatte ihre pulmonale Phase noch nicht erreicht … die Lungenphase.

Täglich maß ich meine Temperatur, sie war normal oder leicht erhöht. Meine Sauerstoffsättigung lag meist um die 99 Prozent, ich konnte gut und entspannt atmen. Das war beruhigend. Ich habe aber kaum noch gegessen und fühlte mich immer erschöpfter.

Mittlerweile hatte ich meinen Hausarzt angerufen, der auch Internist ist. Er legte mir eine Thromboseprophylaxe nahe und telefonierte mit meiner Apotheke. Eine Freundin deponierte mir die Spritzen vor der Tür. Meine erste Reaktion war eine wohl ganz normale: Nein, ich spritze mich nicht selber! Am Abend jagte ich mir aber, zu meiner großen Verwunderung, die erste – zugegeben ausgesprochen dünne – Kanüle ins Bauchfett, so wie es Diabetiker mit Insulin machen. Meine Angst, eine Thrombose zu bekommen, war größer als jede andere Alternative. Das Ganze konnte allerdings auch als Vorgeschmack dienen auf das, was noch kommen sollte.

Am Mittwochmorgen ging es mir merklich schlechter, ich war ziemlich ermattet, und als mir meine Mutter am Telefon sagte, ich solle gegen die Übelkeit Haferschleim kochen, war meine Antwort ernüchternd: »Ich kann nicht.« Sie wollte mich überzeugen, ich blieb bei meiner Aussage, wurde fast wütend, weil das Gespräch so anstrengend war: »Hörst du, was ich sage, ich kann nicht.« Warum nicht? Es war ein merkwürdiges Gefühl. Ich war zu schwach und unkonzentriert für den kurzen Weg in die Küche, und ich begann mich zu fragen, ob diese Infektion einen anderen Verlauf als erhofft nehmen würde.

Der Mittwoch verging, ich aß nichts, da war kein Hunger, sondern nur Übelkeit. Meine Sauerstoffsättigung pendelte zwischen 92 und 94 Prozent. Das beunruhigte mich, aber das Atmen ging noch gut.

Als ich am Donnerstagmorgen aufwachte, spürte ich sofort, dass etwas anders war. Es war, als würde auf meinem Brustkorb etwas Schweres lasten. Ich nahm das Sauerstoffmessgerät und klemmte das kleine Ding um einen Finger. Es piepte: nur noch 88 Prozent Sauerstoff. Zu Louis, den ich anrief, sagte ich: »Ich traue mich nicht mehr, hier allein zu liegen, ich brauche ärztliche Hilfe.« Nach unserem Gespräch wählte ich die 112.

Ab ins Krankenhaus –
ein wortwörtlich intensives Erlebnis

12.–25. November 2021

Als der Krankenwagen am 12. November zwanzig Minuten später eintraf, musste ich liegend gefahren werden, denn sobald ich auch nur kurz versuchte, mich aufzusetzen, bekam ich Luftnot. Man brachte mich in ein Klinikum im benachbarten Stadtteil.

Nun lag ich abwartend in der Notaufnahme des Krankenhauses. Ein junger Pfleger kam herein, von Kopf bis Fuß in Schutzkleidung und mit Maske. Ich sah nur Augen. Er stellte sich kurz vor und entnahm mir eine Blutprobe. Besser gesagt: Er wollte mir eine entnehmen. Er tat sein Bestes, aber es wollte nicht klappen. Wahrscheinlich lag das Problem darin, dass ich in den letzten Tagen sehr wenig getrunken hatte. Während der Versuche, eine zusammenarbeitswillige Ader zu finden, stieß ich immer wieder ein verkniffenes »Autsch« aus. Eine kurze Pause trat ein, als eine Ärztin vorbeischaute und mich fragte, wie es mir ginge.

»Nicht besonders«, sagte ich. »Ich kann nur schwer atmen.«

»Sind Sie geimpft?«, wollte sie wissen.

Ihre Antwort, als ich verneinte: »Selber schuld, Sie hätten sich ja impfen lassen können.«

Ja, da war was dran. Sie schien aber kein Interesse daran zu haben, herauszufinden, ob ich gute Gründe für meine Entscheidung gehabt hatte. Ich hatte. Und zwar gesundheitliche Gründe, denn ich hatte Aneurysmen im Gehirn gehabt, dabei geht es um eine Gefäßwandschwäche, und ich war deshalb noch sehr verunsichert bezüglich der Impfung.

Die deutlich unfreundliche Person machte sich einige Notizen und verschwand wieder. Daraufhin ging die Pikserei von vorne los, bis der Pfleger aufgab, er fand keine tauglichen Adern.

»Dann müssen sie das eben auf der Station machen«, sagte er erschöpft.

Ich hätte gern vor Erleichterung tief durchgeatmet, wenn es denn gegangen wäre.

Bald darauf wurde ich von einem Mann mit einem riesigen dunklen Bart abgeholt. Der junge Pfleger und der hünenhafte Neuzugang manövrierten das sperrige Bett aus dem kleinen Zimmer, dann übernahm der Bärtige. Er rollte mich durch das halbe Haus, rein und raus aus Fahrstühlen, ohne ein einziges Wort, obwohl ich die ganze Zeit versuchte, in Kontakt mit ihm zu treten. Irgendwann las ich auf einer Tür »Intensivstation« – meine Endstation. Nahezu buchstäblich. Fast wäre ich dort nicht herausgekommen, jedenfalls nicht lebend.

Mein Zimmer hatte einen Ausblick durch mehrere Fenster und sollte für den nächsten Monat mein Zuhause sein, um für weitere elf Tage auf die Normalstation verlegt zu werden. Diesen Zeitraum kann ich im Nachhinein nennen, aber als ich da frisch lag, dachte ich keinesfalls, dass es so lange dauern würde.

Wie es mir ging? Im Liegen konnte ich ganz gut atmen, und auf der Station fühlte ich mich um einiges sicherer als zu Hause. Vor allem aber hatte ich in jedem Nasenloch einen Schlauch, der mich mit angereichertem Sauerstoff versorgte. Ich war sicher, mit der richtigen Hilfe würde es mir bald gut gehen. Ich hatte Vertrauen in Krankenhäuser, und auf der Intensivstation konnte es nur besser werden. Keinen Moment hatte ich mich gefragt, warum ich nicht auf einer Normalstation lag. In Zeiten der Pandemie schien es mir nicht ungewöhnlich zu sein.

Stechen mit Ultraschall

Auf der Station sollten, wie man mir erklärte, als Erstes Zugänge gelegt werden, danach wäre auch die Blutentnahme ein Leichtes. Ich nickte, kannte ich das doch alles von früheren Klinikaufenthalten. Es gab vor Jahren eine Notentfernung meiner Mandeln, kurz danach eine Kiefer- und sogar eine Gehirnoperation.

Die Ärztin und die Krankenschwester holten erst einmal alles, was sie brauchten, dann sagten sie, sie würden jetzt mit dem Legen der Kanülen beginnen. Da keine halbe Stunde vorher an mir herumgestochen worden war, wagte ich noch zaghaft einzuwenden, um das Unvermeidliche zu vermeiden: »Es ging unten in der Aufnahme gar nicht … gibt es keine andere Möglichkeit?«

»Es wird schon gehen«, meinte die Ärztin freundlich. »Wir machen es sonst mit dem Ultraschallgerät.«

O ja, dachte ich. Das hörte sich weniger brutal an. Tatsächlich wurde, nach einigen erfolglosen Stechversuchen, das Ultraschallgerät geholt, mit dem die Ärztin den Eintritt der Nadel in meinen Arm und in den Hals wunderbar verfolgen konnte. So war die Prozedur kurz und fast schmerzlos. Währenddessen klingelte nonstop das Mobiltelefon im Kittel der Ärztin, sie trug es offenbar bei sich, unter ihrer Schutzhülle. Sie witzelte darüber, ließ sich aber nicht in ihrer Konzentration stören. Für mich war das Klingeln irritierend, ich war definitiv davon gestört. In Angstsituationen muss ich mich immer konzentrieren, um so gut wie möglich durch die Angst zu kommen. Kennen Sie das?

Hautnaher Nähkurs

»Das hat ja gut geklappt«, sagte die Ärztin. »Jetzt müssen wir die beiden Zugänge nur festnähen. Dann war's das!«

Wie bitte? Festnähen? An der Haut?

Mit dem Festnähen lernte ich, dass ich Dinge über mich ergehen lassen musste. Zum Teil lebenswichtige Dinge. Vorher wurde die Hautstelle mit einem Desinfektionsmittel eingesprüht. Das kühlte zwar schön, aber es betäubte nicht. Ich spürte das Nähen, und ich dachte dabei an einen Thriller, in dem der Serienkiller an seinen Opfern bei vollem Bewusstsein herumnäht, bevor er sie umbringt. Ach ja, sie mussten insgesamt zwei Zugänge annähen, es waren also vier Stiche, zwei am linken Arm und zwei im rechten Halsbereich. Die beiden Frauen erzählten mir auf meine Nachfrage hin, dass es dabei um Sicherheit ginge. Bewegte ich mich zum Beispiel im Schlaf und würde dabei versehentlich den Schlauch herausreißen, oder es entzündete sich etwas, könnte es gefährlich werden.

Aus der »Leitung« am linken Arm, aus den Arterien, wurden täglich Blutproben entnommen; es war ein Ausgang. Über die rechte Halsseite wurden Medikamente, Vitamine und später flüssige Nahrung in meinen Körper (in die Venen) gespült; es war ein Zugang.

Während meines gesamten Krankenhausaufenthalts musste ich diese schmerzhafte Nähprozedur mehrere Male über mich ergehen lassen, denn die Zu- und Abgänge durften wegen der Infektionsgefahr nie zu lange an einer Stelle sein. Es hatte aber auch für Verwirrung gesorgt. Im Koma bekam ich eine starke Infektion, und man legte mir beide Kanülen frisch. Jedoch auf jeweils anderen Seiten! Von *diesem* Festnähen habe ich nichts mitbekommen, mich aber sehr wohl darüber gewundert, als ich aus dem Koma aufwachte. Kleine, eigentlich unwichtige Dinge bekommen manchmal Bedeutung, denn wir brauchen immer wieder Bestätigung, dass wir uns auf die eigene Wahrnehmung verlassen können. Es bringt uns ein Gefühl der Sicherheit, wenn wir die Welt verstehen.

Nach dem Nähen musste geklärt werden, ob ich einen Blasenkatheter wollte oder nicht. Da ich mit einem kurzen Aufenthalt rechnete und den Gedanken absolut nicht mochte, noch einen Schlauch tolerieren zu müssen, zumal an einer solch empfindlichen Stelle wie der Harnröhre, lehnte ich dankend ab.

Musste ich pinkeln, drückte ich fix den Klingelknopf, dann kam jemand mit einem Becken, stellte es unter meinen Hintern und verließ den Raum. Ich klingelte dann noch mal, wenn ich meine »Notdurft« erledigt hatte. Das Becken wurde abgeholt und die Menge notiert. Dass es manchmal arg lange dauerte, bis jemand nach dem Klingeln kam, besonders am frühen Morgen, daran gewöhnte ich mich. Ich begann einfach früher zu klingeln. Kein einziges Mal ging das schief.

Warum ich nicht einfach zur Toilette gegangen bin? Angenähte Schläuche! Mittlerweile klebten drei weitere Kabel an meinem Oberkörper, Verschiedenes wurde gemessen. Ja, sie klebten, sie waren nicht angenäht. Welch bleibenden Eindruck doch dieses Annähen hinterlassen hatte!

Sah ich aus dem Fenster, konnte ich ein Fußballfeld erkennen. Zu fast allen Tageszeiten war man dort sportlich unterwegs. Täglich schaute ich interessiert zu, es hatte eine fast meditativ beruhigende Wirkung auf mich. Einmal trainierte auf dem Rasenplatz eine Truppe von jungen Mädchen, ansonsten kickten auf dem Feld männliche Ballverrückte. Am Wochenende spielten Teams in farbigen Trikots gegeneinander. Später, nachdem ich aus dem Koma erwacht war, sah ich wehmütig und traurig auf diese Leute, erinnerten sie mich doch daran, wie bewegungslos ich selbst geworden war.

Hinter meiner Schulter befand sich ein Bildschirm, sämtliche Vitalparameter wie Blutdruck, Sauerstoffsättigung, Puls und anderes mehr konnten auf ihm abgelesen werden. Auch von mir! Verrenken brauchte ich mich dazu nicht, die großen Zahlen spiegelten sich mir gegenüber im Fenster.

Diese Überwachung beruhigte mich anfangs, wobei jegliches Piepen sofort meinen Puls hochjagte. Einmal erzählte mir eine Krankenschwester, wie junge Ärzte und Ärztinnen nachts zu Hause schweißgebadet aufwachten, weil sie ein imaginäres Piepen hörten. Sie waren in Dauerbereitschaft, auch in der Freizeit. Ja, der Monitor gab Sicherheit, aber manchmal schlugen die Apparate aus, wenn etwas nicht stimmte. Puh! Meist war aber nichts Besonderes los, irgendein Beutel auf der rechten Seite war leer oder eines der drei Messkabel abgefallen. Letzteres passierte häufiger. »Es ist das grüne! Es ist wieder abgefallen«, witzelte ich, wenn jemand in mein Zimmer stürzte, gerufen durch das Piepen. Die Antwort von den Fachkräften: »Es ist immer das grüne!« Es war, bis auf einmal, tatsächlich immer das grüne.

Bevor ich komplett mit Kabeln und Kanülen versehen war, wurde ich zur Computertomografie gebracht. Ich fürchtete mich seit meiner Hirn-OP vor diesen Geräten, weil damals durch die Aufnahmen drei Aneurysmen gefunden wurden. Aneurysmen sind Blutbomben, die jederzeit platzen, also »hochgehen« können. Durch die geriet mein Leben aus den Fugen. Ich wurde operiert, bekam hinterher Angstattacken, wurde von Tabletten abhängig, wodurch wiederum meine Ehe zerbrach. Nie wieder wollte ich in so einem Gerät liegen.

Als ich nun mit COVID-19 zum CT gefahren wurde, hatte ich keine Zeit zum Nachdenken. Der nächste grüne Mann lächelte mich nur freundlich-humorvoll an und sagte, dass er ein Kontrastmittel spritzen würde. Ich müsste nur ganz ruhig liegen, sie bräuchten ein Bild von meiner Lunge, es wäre schnell erledigt. So war es dann auch, er verabreichte mir das Kontrastmittel, während er noch sprach. Die Art von diesem Mann ließ keine Zweifel zu, das hat mir geholfen. Hier lief alles zackig! Angenehm. Anschließend ging es zurück in die Isolation.

Große Einöde

Die Tage vergingen. Ich fühlte mich in meiner Isolation ausgesprochen einsam, besonders am Morgen. Ich gehöre zu den Menschen, die wenig Schlaf benötigen, aber wenn ich erst liege, kann ich, egal, wie stressig alles gerade ist, gut einschlafen. Ich gehe eben spät genug ins Bett. Im Krankenhaus entstand jedoch bald ein Gefühl der Langeweile, und ich stellte fest, dass ich fast durchgehend hellwach war. Ich begann daraufhin, die halbe Nacht Serien zu schauen. Dafür musste mein Computer geladen sein. Ob eine Steckdose in der Nähe war? Nein. So bat ich manchmal nachts darum, dass er an den Strom gehängt wurde. Gerne doch. Ich müsste nur klingeln, wenn ich ihn wiederhaben wolle. Meist führte die Aktion aber dazu, dass *ich* geladen war! Denn das Wiederbringen dauerte und dauerte! Ich störte deswegen nur ungern und hatte deshalb andauernd ein schlechtes Gefühl. Ich konnte mich eh kaum daran erinnern, was ich geschaut hatte. Die Medikamente machten alles nebelig.

Die Probleme mit dem Laden galten auch für das Handy, mein wichtigster Draht zur Außenwelt. Meine Familie holte sich täglich Updates über meinen Zustand. Weil mein Handy-Akku aber andauernd leer war (und ehrlich gesagt, fühlte ich mich oft auch zu schwach zum Telefonieren), begann Louis zweimal täglich in der Klinik anzurufen, morgens und abends. Er störte sicher damit den Betrieb, aber die Ärzte und Ärztinnen gaben Louis, der Amerikaner ist, in ihrem besten Englisch liebevoll und ausführlich die tagesaktuellen Neuigkeiten über mich preis. Als ich ins Koma gelegt wurde, weil es mir immer schlechter ging, riefen sie sogar von sich aus bei ihm an und informierten ihn. Die ganze Situation war schwierig für ihn, er konnte nichts machen, musste aus verschiedenen Gründen in Dänemark bleiben. Ohnehin hatte ich ihn gebeten, nicht zu kommen. Er war ebenfalls nicht geimpft und hätte sich auf der Reise oder im Krankenhaus anstecken können. Zudem haben wir in unserem neuen Haus eine sehr alte Katze, sie musste betreut werden, und bislang kannten wir durch die Pandemie niemanden, der das hätte übernehmen können.

Später erzählte Louis mir, er hätte sich große Sorgen um mich gemacht und hätte, gerade während ich im Koma lag, tagelang nur geweint, er hätte sich wie »ausgetreten« gefühlt – aus seinem eigenen Leben. Während meiner ganzen Zeit im Krankenhaus hätte er unentwegt Familie und Freunde per Anruf oder SMS über meinen Gesundheitszustand informiert. Wie sehr sich die Mitarbeiter und Mitarbeiterinnen im Krankenhaus um ihn und mich kümmerten, wurde besonders deutlich, als ich später hörte, wie ein Pfleger am zweiten Tag meines Komas Louis am Telefon vorgeschlagen hatte, zu mir zu sprechen. Louis hatte zugestimmt, und der Pfleger nahm mein Telefon an sich, Louis gab ihm die

Zugangsdaten, und eine Facetime-Verbindung wurde hergestellt. So sah er mich da liegen und konnte seine Worte an mich richten. Er hat zu mir gesprochen. Mehrfach. Auch versuchte er meinen Sohn James, der in Wien lebt, nach Hamburg zu fliegen, um mich im Koma zu »besuchen«. Beides sollte mir helfen, durchzukommen, leben zu wollen. Sowohl Louis als auch der Pfleger waren sich sicher, die vertrauten Stimmen würden zu mir durchdringen. Interessanterweise tauchten beide, Louis und James, auf einmal in meinen wilden Träumen auf. Mein Bruder Brian telefonierte auch einmal mit James, als er gerade bei mir auf der Intensivstation war, und bat ihn, von mir ein Foto zu machen. Daher weiß ich, wie ich im Koma aussah. Brian sagte mir dazu, als es mir wieder besser ging: »Tot hast du ausgeschaut.« Dabei weinte er und erzählte, dass er für mich durchs Telefon gesungen hätte. »Half A Man« von Dean Lewis.

Als Louis mir diese Dinge nach meinem Aufwachen aus dem Koma per Facetime erzählte, brach er förmlich vor dem Bildschirm zusammen. Es war schwer auszuhalten. Dieser emotional ausgesprochen stabile Mann hatte seiner inneren Anspannung freien Lauf gelassen. Ich spürte seine tiefe Trauer darüber, wie leid es ihm tat, dass mir, seiner Liebsten, so etwas widerfahren musste. Ich spürte seine Hilflosigkeit in der Zeit des Wartens. Zum Glück hatte ich Freundinnen, die Louis tröstende Worte und Fotos schickten, auch von den Kerzen, die sie mir ins Fenster stellten.

Zurück zur Nacht. Trotz aller Schwäche war ich seltsamerweise so gut wie nie müde und bekam dann wie alle anderen Patienten und Patientinnen auf der Intensivstation eine Einschlafhilfe in Tablettenform. Sie half wenigstens etwas.

Ein typischer Abend, eine alltägliche Nacht sah wie folgt aus: Ab etwa zwanzig Uhr schaute ich unkonzentriert auf den Bildschirm. Gegen dreiundzwanzig Uhr wurde ich leicht müde und schlief ein. Erholt wachte ich auf, froh darüber, dass ich endlich gut und lange geschlafen hatte. Erst einmal ein geniales Gefühl, aber nur, um mit einem Blick auf die Uhr festzustellen, dass es kurz nach Mitternacht oder mit Glück auch mal drei Uhr morgens war. An ein Weiterschlafen war nicht mehr zu denken, ich konnte nur daliegen und die nächsten vielen Stunden die Decke anstarren.

Gefühlt hatte jede Nacht zwölf bis fünfzehn Stunden, obwohl es nur etwa sieben waren. Es sollte zur Tortur werden, vor allem nach dem Koma. Studien belegen, dass es Menschen gibt, die eindeutig weniger Schlaf als die meisten brauchen. Für sie wären acht Stunden Schlaf eher ungesund. Der Witz ist, dass diese »Wenig-Schlaf-Menschen« intelligenter sein sollen und mehr Sex haben! Na dann!

Unsatz des Jahres

Zum Unwort des Jahres (2021 war es »Pushback«, das Zurückdrängen von Flüchtlingen an Grenzen) kam der persönliche Unsatz in der Zeit meiner Corona-Erkrankung: »Frau Henning, wollen wir auf die Bettkante?«

»Neeeeein«, hätte ich am liebsten jeden Tag geschrien. Wer stimmt schon freiwillig Bettkanten-Minuten zu, bei denen augenblicklich gefühlte Erstickungsgefahr besteht? Und wie ging das überhaupt? Erst einmal wurde das Kopfteil des Betts fast in die Senkrechte gefahren, ich saß dann automatisch aufrecht, fast gemütlich angelehnt, wobei bei mir der Atem schon merkbar beeinflusst war, als würde jemand fest von außen gegen den Brustkorb drücken. Es fehlten dann nur wenige Zentimeter zum freien Sitzen an der Bettkante. Die Beine mussten über die Kante gehängt werden, danach musste ich mir nur noch einen kleinen letzten Ruck geben, schon saß ich da. Auf der Bettkante. Mehrfach am Tag. Mit dem Dauerbegleiter: Kaltschweiß. Ich machte trotzdem mit, weil ich es musste, so wurde es mir andauernd gesagt. »Das ist Teil der Therapie, wir müssen Ihre Lunge beanspruchen.«

Mein Lieblingspfleger, ein drahtiger Mittdreißiger mit kurzen blonden Haaren und blauen Augen, ein richtiger Norddeutscher, fuhr mir dabei einen kleinen Tisch zum Bett rüber, zum Abstützen der Ellenbogen, das hat geholfen, wodurch die Aktion aber nicht mehr in die Kategorie »freies Sitzen« passte! Wir machten trotzdem weiter. Er cremte in dieser Position meinen Rücken mit einer Eukalyptussalbe ein, sie war kühlend und wirkte zugleich aktivierend. Wurde sie einmassiert, fühlte sich das Atmen für einige wenige Minuten leichter an. Vorher hatte er mich gewaschen und ein sauberes Hemd bereitgelegt. Sogar meine Haare bürstete er und band sie auf dem Kopf mit einem Gummiband zusammen. Ich war ihm sehr dankbar, dass er es tat, denn ich hielt den Gedanken und das Gefühl kaum aus, mit nass geschwitzten Haaren im Bett zu liegen. Sie klebten nach dem Kaltschweiß am Nacken und waren schon lange nicht mehr gewaschen worden, mittlerweile waren es über zwei Wochen. Als ich später auf der Normalstation endlich duschen durfte, waren sechs Wochen rum! Sechs Wochen mit Katzenwäsche und muffeligen Strähnen. Meine Haarpracht (der Ausdruck ist vielleicht etwas übertrieben!) war so ekelig, dass ich sie durchgehend zusammenband. Auch nachts. Immerhin waren da aber noch alle Haare dran. Denn später sollte ich sie fast alle verlieren …

Einmal am Tag kamen zwei Physiotherapeuten für etwa zwanzig Minuten an mein Bett. Auch sie wollten jedes Mal, dass ich mich an die Bettkante setzte. Ich versuchte es, wirklich. Manchmal durfte ich sie auch wörtlich mit Füßen treten und mit Händen nach ihnen schlagen. Oder meine Arme wurden in Kreisbewegungen über den Oberkörper herumgeführt. Das war angenehm, dabei konnte ich ja liegen bleiben. Ich fragte mich aber, ob so wenig Betätigung überhaupt etwas brachte. Vielleicht schon. Einmal massierte mir eine Physiotherapeutin den Bauch, mit dem Resultat, dass alles zu rumoren begann. Das war grenzwertig, weil ich gerade das tägliche »Stuhlgangserleichterungspulver« aufgelöst getrunken hatte. Ich hielt die Luft an, damit das Unterfangen nicht wörtlich in die Hose ging, na ja, in die Windelhose, die ich trug.

»Entspannen Sie sich, Frau Henning«, sagte die Therapeutin, die raspelkurze graue Haare hatte.

Wie lustig! Schließlich brach ich vorzeitig die Massage ab, nachdem sie auf mein deutliches Unbehagen fortwährend nicht reagierte. Das zum Thema Körpersprache.

Immer mehr war ich die nervöse, schroffe Patientin, die ihre Selbstbestimmung nicht aufgeben wollte und bestimmte Dinge deutlich ablehnte.

Eine kleine Abwechslung gab es, wenn Personen mit einem riesigen Gerät ins Zimmer rollten, um Röntgenbilder von meiner Lunge zu machen. Das geschah zum Glück nur zwei- oder dreimal. Diese Klinikmitarbeiter waren rigoros und korrigierten das Kopfteil des Betts ungefragt, platzierten mich grob für die Aufnahme und stießen dabei einiges auf dem Nachttisch um. Sie merkten absolut nicht, wie unsensibel sie gerade mit mir, der Patientin, umgingen. Auch unter dem Personal herrschte darüber Einigkeit, dass mehr Empathie angebracht wäre.

»Einige Menschen haben wohl nicht ohne Grund einen Beruf gewählt, wo sie lieber mit Maschinen als mit Menschen arbeiten«, witzelte mein Lieblingspfleger. Ich sah ihm an, dass es ihm leidtat, wie sie mit mir umgingen. Mir half es, dass er auf meiner Seite war.

Und täglich grüßt das Murmeltier …

Die Tage verliefen auf der Intensivstation ansonsten ziemlich eintönig. Morgens begann der Stress mit waschen, auf der Bettkante sitzen und dem kleinen Frühstück im Sitzen. Nahezu atemlos musste ich essen und trinken. Danach: Blutproben, Atemmasken tragen, zu Mittag essen, auf das Abendbrot warten und die Dunkelheit draußen, im Wissen, dass irgendwann eine lange Nacht beginnen würde. Manchmal kam eine Infektion dazu, die mit Antibiotika behandelt wurde. Oder es fehlten Vitamine und Mineralien, wie Blutproben zeigten, dann gab es einen »Schuss« mit entsprechendem Inhalt, oder die »Goodies« wurden in meine Blutbahn durch den gelegten Zugang eingeträufelt.

Positionswechsel, Frau Henning!

Bevor ich ins Koma gelegt wurde, wurde ich immer wieder aufgefordert, mich auf die Seite oder den Bauch zu legen. Gerade Letzteres, die Bauchlage, war für mich fast ein Ding der Unmöglichkeit, da mein Rücken, mein Nacken, ja, gefühlt mein ganzes Skelett in der Position so »aneckte«, dass keine Entspannung möglich war. Auf der Seite zu liegen war erträglicher, so schlief ich zu Hause jede Nacht. Während der COVID-19-Erkrankung war meine Atmung jedoch, besonders wenn ich auf der linken Seite lag, sehr beschwerlich. Ich blieb deshalb am liebsten auf dem Rücken liegen.

So langsam verbesserten sich in dieser Zeit meine Werte, es ging bergauf. Ich war erleichtert, ich würde es bald geschafft haben. Dann aber, nach zwei Wochen, veränderte sich etwas.

Maske auf!

Mehrfach täglich bekam ich eine Sauerstoffmaske aufs Gesicht gelegt, um so leichter zu atmen. Sie wurde an beiden Seiten fest zugezogen, sodass Nase und Mund komplett »eingesperrt« waren. Für mich wurde es dadurch aber nur schwerer mit dem Atmen. Ein einziges Mal ging es gut, ich entspannte mich und spürte, wie wohltuend es war. Alle anderen Male atmete ich nicht *mit* dieser Maske, sondern *gegen* sie an. Vorgesehen waren fünfundvierzig Minuten bis zu einer Stunde, drei- bis viermal am Tag. Immerhin: Meine Sauerstoffwerte verbesserten sich. Bis heute ist es mir ein Rätsel, wie das möglich war, denn ich musste mich durch diese Dreiviertelstunde förmlich kämpfen.

Kam jemand durch die Tür und fragte: »Frau Henning, wollen wir wieder die Maske aufsetzen?«, reagierte mein ganzer Körper mit Ablehnung. Und ein zweiter Unsatz war gebildet, denn eigentlich war gemeint: »Maske aufsetzen, Frau Henning!« Irgendwann gab es Abhilfe, indem ich nämlich jedes Mal vor der Maskentherapie zur Beruhigung Morphium in meinen Zugang gespritzt bekam. Ich mochte es nicht, wenn das Medikament

»zuschlug«, denn es löste einen sofortigen Schwindel im Kopf aus wie kurz vor einer Narkose. Danach wurde zwar alles im Körper ruhiger, aber die Angst war, unter der aufgesetzten Maske, immer noch da. Ich hechelte nach Luft.

Apropos Maske! In meinem Beruf geht es immer wieder darum, »die Maske abzunehmen«, die viele von uns tragen. Mir ist es ein Anliegen, die Menschen dazu aufzufordern, ihre psychologischen Schutzmasken loszuwerden. Wir verstecken uns hinter ihnen, unsere Ansichten, unsere Meinungen, Empfindungen und Sehnsüchte. Wir tun so, als wäre alles immer in Ordnung, und zeigen kaum, wie es wirklich um uns steht. Meist rührt dieses Verhalten aus unserer Kindheit. Wir lernten, dass es wehtut, wenn wir zeigen, wer wir sind. So müssen viele Erwachsene erst entdecken, dass es einen Mehrwert für sie bringen kann, wenn die Maske »fällt«. Ich stelle fest: Masken sind zum Runternehmen da! Ha!

Spaß beiseite! Denn auf einmal wurde das Sitzen fast unmöglich, das Drehen auf die Seiten auch. Ich spürte, wie meine Kräfte schwanden, und wechselte meine Position nur durch das Hoch- und Runterfahren des Bettkopfteils oder indem ich die Beine aufstellte und dann wieder ausstreckte.

Die bekümmerten Gesichter vor mir gaben mir den Rest. Mein Lieblingspfleger sagte: »Frau Henning, Sie müssen schon mitmachen. Wir müssen Ihre Lunge beanspruchen, sonst können wir kaum noch etwas für Sie tun. Unsere Möglichkeiten sind bald ausgeschöpft.«

Er hatte recht, ich war dabei aufzugeben. Zum ersten Mal spürte ich, dass diese Infektion mich umbringen könnte. Es waren nur ein kurzes mulmiges Gefühl im Magen und ein kleines Wundern, ob das wirklich sein könnte, meine innere Antwort war aber klar: Ja, definitiv, ich gab auf, konnte nicht mehr kämpfen. Im gesunden Leben gebe ich so gut wie nie auf. »Geht nicht« gibt es bei mir nicht. Von dieser Energie spürte ich jetzt nichts. Egal.

Der Druck erhöht sich

Die Verschlechterung nahm in den nächsten Tagen Fahrt auf, ich brauchte immer mehr Hilfe für die kleine Sitzaktion, die zu meinem Leidwesen tatsächlich noch durchgezogen wurde. Alleine hätte ich auf sie komplett verzichtet, zu groß war die Angst, durch die Enge im Brustraum und die Anstrengung keine Luft mehr zu bekommen.

Der nette Pfleger sagte: »Atmen Sie tief durch, Frau Henning!«

»Ha! Ha! Ha! Wenn ich doch nur könnte«, hechelte ich schmerzhaft. Manchmal war noch ein kleiner Rest Humor da – erstaunlicherweise.

»Sehen Sie, es geht doch«, entgegnete der Pfleger dann.

Nein, es ging nicht! Es fühlte sich grässlich an. Mein Gehirn meldete: »Beende dies SOFORT, es ist lebensbedrohlich!« Ich bat deshalb, schon bevor ich die letzten Zentimeter zum Sitzen in Angriff nahm und ausgesprochen ermattet, um den kleinen Tisch zum Abstützen der Arme. Er war längst unentbehrlich geworden, brachte aber kaum noch die Verbesserung, die nötig gewesen wäre, um kurz sitzen zu bleiben. Der Tisch war mein Rettungsanker gewesen, aber das Druckgefühl am Brustkorb verstärkte sich nun so schnell, dass es, auch auf dem Rücken liegend, schwierig wurde zu atmen. Als hätte man mich in schwere Eisenketten gelegt. Harry Houdini, der Zauberkünstler aus Budapest, konnte sich aus ihnen befreien, ich nicht.

Der langsame Untergang zum Dunklen

Erstmals lehnte ich das bekannte Morgenritual strikt ab. Ich sah es in den Augen des Pflegers, das Ende nahte.

Ich reagierte jetzt auch generell anders als sonst, wenn Aufforderungen kamen, von denen ich wusste, dass ich sie nicht mehr bewältigen konnte: Liegeposition wechseln. Tief durchatmen. Maske tragen. Ich lehnte alles ab. Meine ansonsten überströmende und nie endende Energie sickerte nur so aus mir heraus –

das Leben sickerte aus mir heraus. Wie Blut aus einer Wunde. Ich ließ nur noch mit mir machen.

Am Anfang hatte sich in meinem Innern manchmal noch etwas aufgebäumt, eine Aggression. Bald aber war da nur noch Angst. Alle Zellen im Körper schienen zu spüren, wie schlecht es um mich stand. Neurophysiologisch ausgedrückt: Mein Gehirn versuchte mich über die Aggression (»Dir will jemand etwas nehmen, wehre dich!«) oder Angst (»Rette dich!«) in Bewegung zu setzen. So funktioniert unser uraltes innerbetriebliches Lebensrettungssystem – das limbische System –, welches unter anderem dann in Aktion tritt, wenn Gefahr droht.

Ich wusste das alles, aber mir fehlte die Energie, zu agieren. Was von mir verlangt wurde, konnte ich nicht mehr geben. Ich konnte nichts mehr tun. Das System im Gehirn meldete immer deutlicher Angst. Die Botschaft war nicht zu ignorieren. Der Gedanke, dass ich an dieser Krankheit sterben konnte, war angekommen. Zur Gewissheit geworden. Ja, ich würde sterben. Weil ich nicht geimpft war. Es musste kommen, wie es kommen wollte.

Auch der telefonische Kontakt zu Louis litt unter den Gegebenheiten. Ich war zu schwach, um ordentlich zu sprechen. Louis stellte mir normalerweise viele Fragen: »Wie ist deine Sättigung heute?« – »Und dein Blutdruck?« – »Ist alles in Ordnung?« Meine Antwort jedes Mal: »Ich denke schon … es geht mir den Umständen entsprechend.« Louis versuchte zu helfen: »Du musst gar nichts sagen, Ann-Marlene, wir können einander einfach nur anschauen.« Doch selbst das wurde zu anstrengend, denn das Halten des Telefons erwies sich als zu große Aufgabe. Ich hatte versucht, es in einer Falte der Bettdecke hinzustellen, aber es sank, genau wie ich selbst, immer tiefer ein oder fiel nach hinten, sodass wir uns nicht mehr sehen konnten. Ich gab schließlich auf, Louis anzurufen, und hob auch nicht mehr ab, wenn seine Anrufe kamen. Das war der Zeitpunkt, an dem er begann, morgens und abends im Krankenhaus anzurufen.

Dann, am 25. November, ich war etwa zwei Wochen im Krankenhaus, sagten sie Louis: »Ihrer Frau ging es zu schlecht. Sie wird jetzt künstlich beatmet.« Für mich war alles irgendwann nur schwarz, und die Albträume begannen. Kleine Filme, die immer wieder abliefen.

Akutes Lungenversagen

Im Entlassungsbericht las ich später, warum ich ins Koma versetzt wurde: ARDS war der Übeltäter. **A**cute **r**espiratory **d**istress **s**yndrome = akutes Lungenversagen, auch »Schocklunge« genannt. Eine COVID-19-Infektion kann in ihrer schwersten Ausprägung zum ARDS führen. Vermehrte Entzündungen stehen dabei im Vordergrund, bei einem verminderten Sauerstoffgehalt im Blut. Das Risiko, durch ARDS zu sterben, liegt zwischen 40 und 50 Prozent. Das akute Atemsyndrom stellt eine große Herausforderung für Intensivmediziner dar.

Abgerutscht

Obwohl sich meine Werte im Krankenhaus erst verbessert hatten, rauschte plötzlich alles in den Keller, nicht nur bei mir, dies passiert einigen Patienten und Patientinnen. Im Entlassungsbericht steht dazu: »Unter kontinuierlichem kardio-respiratorischen Monitoring erfolgte bei progredienter Verschlechterung des Gasaustausches mit vermehrtem Sauerstoffbedarf zunächst ein Therapieversuch mit einer High-Flow-Sauerstofftherapie und schließlich die Einleitung einer nicht invasiven Beatmung am 17.11.2021, in ständiger Intubationsbereitschaft.« Übersetzt: Sie haben meine Lebensfunktionen beobachtet und mit verschiedenen Therapien versucht, mir Sauerstoff zu verabreichen, unter anderem mit der Maske ab dem 17. November, weil meine Werte sich zunehmend verschlechterten – die Ärzte und Ärztinnen waren deshalb in Dauerbereitschaft, mich ins Koma zu legen.

Über meinen Zustand etwa eine Woche später las ich: »Aufgrund einer Progression der akuten respiratorischen Insuffizienz mit zunehmender Hypoxämie und Atemfrequenzen höher als 30/min entschieden wir uns am 25.11.2021 zur endotrachealen

Intubation und invasiven Beatmung.« Bedeutet: Ich bekam aufgrund von immer weniger Sauerstoff im Blut schwerer Luft und habe gehechelt – normalerweise atmet ein Mensch zwischen zehn- bis fünfzehnmal pro Minute, ich lag bei dreißigmal. Deshalb die Entscheidung für das Koma und die künstliche Beatmung.

In der Woche vor dem Koma passierte ein merkwürdiges Auf und Ab: »Ja, es geht ihr besser!« Und dann: »Oh, sie fällt ins Loch!« Es war wie eine Achterbahn, erzählten mir Louis und mein Bruder später. Ich selber wusste von nichts. Ob sie mich schonen wollten? Wobei: Ich bin generell lieber informiert. Oder war ich zu schwach, so etwas zu verstehen? Ich weiß es nicht. Nun war es passiert. Alles wurde schwarz.

Komatöse Zustände mit Albträumen – aus einer anderen Welt

25. November – 6. Dezember 2021

Meine Träume im Koma waren höchst beunruhigend. Psychotisch und paranoid. Auffällig waren sexuelle Komponenten, die sich als absolut unerträglich darstellten, selbst für mich, die ich schon einiges in dem Bereich gehört habe. Sie waren sehr persönlich gewesen, meine Familie und andere nahe Personen »spielten« dabei Hauptrollen.

Triggerwarnung?

Als ich nach dem Aufwachen über Komaträume googelte, stieß ich auf Joachim Huber, Leiter des Medienressorts vom Berliner *Tagesspiegel*, bei seiner COVID-19-Erkrankung hatte er fünf Wochen im Koma gelegen und sie in einem Fernsehinterview am 9. Oktober 2020 als Delirium »mit Albträumen, die von Tod, Brutalität und Gewalt« geprägt waren, beschrieben. Ich konnte ihm nur zustimmen. Häufig hinterlassen solch dramatische Albträume auch Spuren. Ich selber erlebte beispielsweise, wieder aus dem Krankenhaus entlassen und zu Hause angekommen, eine merkwürdige Unruhe, wenn ich abends ins Bett gehen wollte. Ein dunkles Gefühl der Gefahr – wie aus dem Nichts. Erst mit der Zeit fand ich eine Erklärung: Weil das Schutzsystem im Gehirn nie etwas vergisst, also Gerüche, Geräusche, Licht, Farben, Geschmäcker und vieles mehr scannt und mit Gespeichertem abgleicht, um bei Gefahr rechtzeitig warnen zu können, ist eigentlich klar, dass »im Dunkeln ins Bett gehen und sich dem Schlaf überlassen« schon an »ins Koma geraten und Kontrolle

verlieren« erinnert. Zu Hause gab es ansonsten nichts Angst Aus-
lösendes, das sorgenvolle Gefühl basierte auf früher Erlebtem.
Das mulmige Gefühl war jeden Abend (und jede Nacht) da, für
fast einen Monat. Ich hatte schlicht Furcht, einzuschlafen – für
immer.

Komatöse Tatsachen in Verbindung mit COVID-19

In der Medizin stellt das künstliche Koma einen erheblichen Eingriff dar. Es ist eine Form von Langzeitnarkose, ausgelöst durch
Medikamente. Man wird in den Schlaf versetzt. Mehr oder weniger tief, je nach Bedarf. Apropos Bedarf: Bei der Bauchlagerung
war bei mir eine tiefe Sedierung notwendig, wie ich im Entlassungsbericht las. Ich wusste anscheinend auch im Koma, was ich
nicht mochte!

Im Koma funktionieren Schluck- oder Hustenreflexe nicht.
Die Atmung wird von einem Gerät übernommen, wodurch
COVID-19-Kranke überhaupt eine Chance haben, ein akutes
Lungenversagen (ARDS) zu überleben. Die Beatmung erfolgt,
indem ein Schlauch entlang eines Metallspatels vorsichtig über
die Mundhöhle und zwischen den Stimmbändern hindurch
mehrere Zentimeter tief in die Luftröhre geschoben wird. Bei
einigen Kranken, vor allem bei einem länger andauernden Koma,
wird ein Luftröhrenschnitt vorgenommen. Dabei wird der
Schlauch durch einen Schnitt im Hals eingeführt. Die Tracheoto-
mie ist ein seit dem Altertum bekannter chirurgischer Eingriff.

Wer ein besseres Bild von der Sache bekommen möchte,
braucht sich nur so viele Filme anzuschauen wie ich. Irgendwann
liegt eine Person auf der Erde und schnappt nach Luft. Ein Retter
schreit: »Hat jemand ein Messer? Ich brauche auch einen Strohhalm oder Ähnliches …« Mit dem Messer wird eine Öffnung im
Hals gemacht und danach der Strohhalm für die Luftzufuhr eingeführt. Sollte nichts Derartiges greifbar sein, wird ein Kugel-
schreiber auseinandergebaut und direkt in den Hals reinge-
rammt. So werden Leben gerettet. Nicht nur im Film, sondern
auch im echten Leben, wenn auch unter sterileren Voraussetzun-

gen. Machen Sie das aber bloß nicht zu Hause nach! Ein Laie sollte diesen Schnitt nie versuchen, aber was sich fast dilettantisch anhört, beschreibt ziemlich genau, worum es geht: Luft in die Lunge zu bringen. Ein Glück, dass mir die Tracheotomie-Variante erspart blieb!

Jede Intubation birgt ein gewisses Risiko. Bei einer Intubation durch den Mund wie bei mir besteht eine Verletzungsgefahr der Stimmbänder und des Kehlkopfs. Und der Tubus selbst verursacht ein höchst störendes Gefühl im Hals, welches doch sogar in meinen Albträumen eine ausgeprägte Rolle spielte.

Merkwürdigerweise begann ich, sobald ich im Koma war, besser eigenständig zu atmen, so erzählte es mir später ein Arzt. Sie hofften auf ein kurzes Koma und beließen es deshalb bei einem Tubus in Mund und Hals.

Im Nachhinein fragte ich mich oft, wie gefährlich das Koma für mich gewesen war. Studien zeigen: Je länger ein Koma dauert, desto mehr Komplikationen können auftreten. Zwölf Tage Koma waren vielleicht nicht besonders lang, aber lang genug für unerwartete Auswirkungen. Einige davon halten bis heute an. Wie viele Menschen sterben im Koma? Meine Familie hatte sich diese Frage gestellt. Nicht wenige verbinden ein Koma mit dem Hirntod, beispielsweise nach einem Verkehrsunfall, und sehen eine Person vor sich, die »ausgeschaltet« und auf andere angewiesen ist. Ja, Menschen im Koma können sich nicht mehr selbsttätig bewegen, automatisch pinkeln sie in einen Katheter, die Verdauung klappt, der Darm muss aber manchmal manuell entleert werden. Jegliche Nahrung ist flüssig, sie wird intravenös oder durch eine Magensonde gegeben. Bei mir gab es beides. Als die Magensonde dann herausgezogen wurde, war es nicht unbedingt angenehm, aber weniger bedrohlich für mich als die Extubation, also die Entfernung des Beatmungsschlauchs. Und, glauben Sie mir, eine benutzte Magensonde wollen Sie sicher nicht sehen! Ob ich selber hingeschaut habe, als sie raus war? Ja, klar.

Fünfzig-fünfzig

Eine Studie, veröffentlicht in der britischen Fachzeitschrift *The Lancet*[2] zeigte, wie selbst eine optimale Behandlung mit künstlicher Beatmung häufig das Leben von Risikopatienten mit COVID-19 nicht retten kann. War ich eine Risikopatientin? Ich glaube nicht. Ich habe Frühlingsallergien und in Verbindung damit manchmal bronchiales Asthma. Und Bluthochdruck. Außerdem hatte ich Aneurysmen gehabt. Das waren »Gewichte« in die negative Richtung. Auf der anderen Seite bin ich normalgewichtig, habe nie geraucht und sei noch »jung«, wie die Ärzte meinten. Diese Faktoren zogen die negativen gleich wie Luftballons nach oben.

Laut der Studie verstarben bei Risikokranken durch COVID-19 ein Fünftel aller Personen, die ins Krankenhaus gekommen waren. Wurden diese beatmet, überlebte weniger als die Hälfte. Die Notwendigkeit einer Beatmung verschlechterte also die Prognose, wobei das Alter deutlich mitspielte: Bei den unter Sechzigjährigen, die beatmet wurden (meine Kategorie, denn ich war gerade siebenundfünfzig geworden), starben 28 Prozent, bei den Sechzig- bis Neunundsechzigjährigen waren es 46 Prozent, bei den Siebzig- bis Neunundsiebzigjährigen 63 Prozent und bei den über Achtzigjährigen 72 Prozent. Es gab dabei keinen nennenswerten Unterschied zwischen Frauen und Männern.

Im Nachhinein erschreckten mich diese Zahlen. Mit einer Quote in Gedanken herumzulaufen und abzuwarten, welche 50 Prozent zutreffen, muss aber auch für Louis und andere furchtbar gewesen sein. Die ewige Frage: Werden wir sie verlieren? Zwölf Tage lang. Überleben oder sterben? Jedes Klingeln des Telefons muss eine Qual gewesen sein. Ich selber habe ja »nur geschlafen«, wenn auch auf eine Art, die sich wie Schwerstarbeit anfühlte.

Wie viele werden beatmet?

Wenn die Beatmung bei einem COVID-19-Koma eine solch große und solch negative Rolle spielt, bleibt die nächste Frage nicht aus: Wie viele Menschen werden im Schnitt bei COVID-19 beatmet? Auch der Anteil der beatmeten Patienten und Patientinnen steigt mit dem Alter an: Von den Achtzehn- bis Neunundfünfzigjährigen wurden 15 Prozent beatmet. Bei denjenigen, die zwischen sechzig und neunundsechzig waren, lag die Zahl bei 24 Prozent und von siebzig bis neunundsiebzig Jahren bei 25 Prozent. Von den über Achtzigjährigen wurden merkwürdigerweise nur zwölf Prozent beatmet.

Die Beispiele zeigen, was Statistik kann: Sie zeigt Durchschnittswerte und bringt einen gewissen Überblick, aber über individuelle Schicksale sagt sie wenig aus. »Nur« 15 Prozent wurden in meiner Altersgruppe beatmet: Fünfzehn Menschen von hundert. Gut, dass es nicht mehr sind, aber dieses Risiko traf mich. Weil ich, mit meinen Allergien, der Gefäßwandschwäche und der Tendenz zum hohen Blutdruck doch Risikopatientin war? Dann hätte ich auch ein größeres Sterberisiko gehabt, aber um wie viel? Mehr als 50 Prozent? Zum Glück habe ich zu 100 Prozent überlebt!

Hätte die Beatmung nicht geklappt, hätte es noch eine letzte Möglichkeit gegeben: die Dialyse. Dabei wird das eigene Blut entnommen, mit Sauerstoff angereichert und wieder in den Körper gegeben. Ein Arzt hatte Louis das am Telefon erklärt, als er um eine Prognose zum Koma bat.

Ich bin wieder wach!

Eine letzte Frage: Wann und wie wacht man aus einem künstlichen Koma auf? Die genaue Länge des Komas wird erst im Verlauf entschieden. Sind die erhoffte Genesung und Erholung des Körpers eingetreten, wird das Aufwachen eingeleitet, indem die Medikamente schrittweise reduziert werden. Je nach Dauer und Tiefe der Narkose nimmt dieser Prozess einige Tage in Anspruch.

Wahrscheinlich habe ich davon nichts oder wenig mitbekommen, nur eine Situation ist in meinem Gedächtnis, in der ich jemanden sagen höre: »Frau Henning, nun ist es so weit, übermorgen nehmen wir Ihren Tubus raus.« Ich kann diesen Jemand sehen, es ist eine Frau mit kurzen, dunklen Haaren. In meiner Welt, wenn sie denn stimmte, reagierte ich auf die Ansage mit Irritation. In den Träumen, die ich bis dahin für real gehalten hatte, war mir nämlich öfter versprochen worden, das störende »Etwas« aus meinem Hals zu entfernen. Ich dachte also oder sagte: »Das wird nix, Sie legen mich nur wieder rein ...« Ich war müde, es zu hören. Die dunkelhaarige Dame antwortete: »Nein, wir haben immer gesagt, dass übermorgen der Tag ist. Es wird passieren.« Ich glaubte ihr absolut nicht. Bis ich auf einmal hörte: »Frau Henning, da sind Sie ja wieder. Wir werden gleich Ihren Tubus entfernen.«

Das Koma – die Träume

Als mein Sohn mich auf der Intensivstation nach dem Koma besuchte, war seine erste Frage: »Mama, erinnerst du Dinge aus dem Koma? Hast du was gespürt?« Er suchte nach Antworten, hatte bislang nur von Vermutungen gehört. Die Einzigen, die es wirklich wissen könnten, waren die, die im Koma gelegen hatten. Oder?

Ich erinnerte vieles von dem, was in den Träumen passierte, aber ob es mit Handlungen oder Geschehnissen in der Realität zu tun gehabt hatte, darüber war ich mir recht unsicher. Erst als ich den Entlassungsbericht las und konkrete Hinweise zu meiner Behandlung bekam, wusste ich, dass sich doch einiges mit der Realität verbinden ließ. Ich hatte also etwas mitbekommen und in die Träume eingebaut.

Absurdes oder doch nicht?

Meine komatösen Geschichten kann ich selber kaum glauben. Die kleinen Filme, die sich immer und immer wieder in meinem Kopf abspielten, waren absurd. Ich muss viel Zeit gehabt haben, sie zu »erfinden«. Ja, zwölf Tage und zwölf Nächte lang. Oder etwa eine zwölf Tage lange Nacht?

Das Thema Koma und die dazugehörigen Albträume sind für mich sowohl spannend als auch äußerst beunruhigend. Beim Schreiben musste ich deshalb kurz innehalten. Dabei beobachtete ich im Kaminofen auf der Terrasse eine kleine, wilde Bewegung eines schwarz und orangefarben gefleckten Schmetterlings, der wie verrückt versuchte, seinem Gefängnis durch das Glas zu entkommen. Immer wieder flatterte er gegen die Scheibe.

In meinen Koma-Träumen habe ich viele Male um Hilfe gerufen. »Lassen Sie mich hier raus!« Ich konnte mich nur ganz wenig bewegen, war körperlich eingeengt. Besonders traf das auf den »Gittertraum« zu.

Den Schmetterling ließ ich heraus, bevor ich mit dem Schreiben weitermachte. Er spürte den frischen Luftzug, als ich die Ofentür öffnete, und flog sofort in die Freiheit. Hoffentlich überlebt er, dachte ich, es war noch kalt im März 2022. Und wie war er da überhaupt erst gelandet?

Ein Gittertraum

Ich befand mich hinter Gittern in einem kleinen, engen und dunklen Raum, drei Seiten hatten glatte Wände, nach vorne hin befand sich das Gitter. Mehrere zentimeterdicke Stäbe aus Metall, durch welche ich, weil damit auf Augenhöhe, den Fußboden sehen konnte, also wie bei einem Fahrstuhl, der zwischen zwei Etagen stecken geblieben war. Als ich den Bereich vor mir mit Blicken absuchte, sah ich tatsächlich zwei Fahrstühle mit geschlossenen Türen. Ab und an machte es »Ping«, wenn einer anhielt und jemand herauskam. Ich konnte dann aber nur die Füße der Person sehen und ihre Schritte hören. Jedes Mal schrie ich die Füße an: »Hallo! Hilft mir jemand? Lasst mich raus!« Die Füße drehten aber nach links oder rechts ab und entfernten sich schnell. Das wiederholte sich mehrmals. Mich hörte wohl niemand. Oder sie wollten nicht, dass ich herauskam. Immer lauter machte ich auf mich aufmerksam.

Irgendwann überlegte ich mir eine emotional aufwühlende Geschichte, die eine der aussteigenden Personen dazu bringen würde, mir doch noch zu helfen. Ein Fahrstuhl stoppte erneut … ich sah Füße in Gummischuhen und eine blaue Klinikhose. »Hilfe! Hilfe! Ich weiß, Sie dürfen nicht helfen, aber Sie könnten es trotzdem tun. Sie haben eine Wahl. Bitte!«

Auf einmal geschah das Wunder, die Person stoppte und kam näher. Sie bückte sich zu mir herunter. Es waren keine Emotionen im Gesicht zu sehen. Dann ging sie weg und holte etwas, um eine Prozedur zu beginnen. Ich sollte gewaschen werden, auch meine Zähne sollten gereinigt werden. Dazu benutzte die Person, die asiatisch aussah und Klinikkleidung trug, kleine Schwämmchen, die in meinen Mund geschoben und dann am Zahnfleisch hin und her gerieben wurden. Die Bewegungen waren liebevoll und langsam. Der »Besuch« in meiner Zelle gestaltete sich als angenehm, abgesehen von dem totalen Schweigen der Person.

Würde sie wiederkommen, müsste ich doch imstande sein, nach und nach eine Beziehung oder eine Bindung zu ihr aufzubauen, dachte ich. Dann würde sie mir bestimmt helfen! Sie räumte gerade alles weg, legte es auf den Tisch in der Ecke, den ich bis jetzt noch nicht gesehen hatte. Dann ging sie wortlos.

So spielte es sich viele Male ab, nur mit dem Unterschied, dass die Personen, die danach kamen, grob und unsensibel mit mir umgingen, sodass mir die Tränen in die Augen schossen. Besonders das Reinigen der Zähne schmerzte. Ich hatte Angst davor und schrie abermals um Hilfe. Niemand reagierte. Es kam nur in regelmäßigen Abständen jemand, um den »Reinigungsjob« auszuführen.

Ich bettelte darum, dass man ruhig und bedacht, ja, liebevoll die Arbeit an mir ausführte, aber in den meisten Fällen wurde alles recht brutal erledigt. Ich weinte irgendwann nur noch:

»Bitte nicht! Aua! Sie tun mir weh! Bitte nicht! Hören Sie sofort auf!« Und ich lernte schnell, noch früher zu reagieren: »Ich weiß, Sie wollen mir gleich die Zähne reinigen, können wir das heute auslassen? Bitte hören Sie auf mich. Es ist nicht nötig.« Aber es war, als sei ich schlicht nicht da, niemand reagierte auf das, was ich tat oder sagte.

Bei dem Reinigen der Zähne wurde gleichzeitig etwas in meinem Mund von einer Seite zur anderen geschoben. Danach tat es besonders weh, nicht wegen der Schwämme, die benutzt worden waren, sondern weil ein schmerzhaftes Druckgefühl im Mund und am Kinn hinzugekommen war. Dieses Hin-und-her-Geschiebe im Mund versuchte ich mit aller Macht zu vermeiden. »Bitte lassen Sie alles, wo es ist, gerade ist es gut, fassen Sie nichts an!« Dann wurde wieder rumgeruckelt. So vergingen Stunden um Stunden. Tage um Tage.

Ich schrie nach Hilfe, wenn die Fahrstuhltüren sich nach dem Ping öffneten. Es war kaum zu ertragen, Hoffnung, dann Enttäuschung und irgendwann Ermattung. Ich hing hinter den Gittern bitterlich fest.

Etwas anderes passierte aber auch in diesem Traum. An der Wand links neben dem Fahrstuhl sah ich durch die Stäbe ein Display mit senkrechten Strichen, die leuchteten und sich nach oben und nach unten bewegten. Eine Miniaturabbildung der Gitterstäbe. Es war ein Spiel. Um herauszukommen, musste ich A schaffen, danach B und C, dann würde sich etwas in dem Raum, in dem ich war, verändern. Es hatte einmal geklappt! Die Stäbe hatten sich geöffnet, und ich konnte aus dem »Käfig« herausklettern. Ich wusste genau, was ich machen sollte und was nicht. Das Problem war nur, dass, wenn ich mit A begann, sich spätestens bei B alles festsetzte, wo nichts mehr ging. Jedes Mal.

Immer wenn ich im Traum an diese Stelle kam, schaute ich als Erstes auf das Display und begann zu drücken, erst A, dann B. Und schwups, erneut war ich »eingefroren«, blieb im Gitter-(t)raum eingesperrt. Ein Computer, der sich aufhängt, kann neu gestartet werden, hier im Käfig konnte ich nur abwarten. Stundenlang. Tagelang. Es gab kein Entkommen.

Immer wieder bot sich aber völlig unerwartet die nächste Chance. Ich zog, auf dem Bauch liegend, mit den Händen an den Stäben, starrte auf das Display und wusste, jetzt muss ich wieder A drücken, dann B und C – und alles wird sich öffnen. Und abermals verlor ich meine Chance. Irgendwann akzeptierte ich diesen Ablauf, versuchte es dennoch immer wieder. Langsam wurde ich müde. Weil ich das Resultat schon kannte. Die Stäbe ließen sich einfach nicht verändern oder beeinflussen.

Häufig begann an diesem Punkt ein anderer Traum, aber ich kam immer wieder zurück zu dem Gittertraum und wusste, was ich machen sollte, wusste, ich würde meine Chance erneut vertun. Hatte ich noch die Kraft für eine weitere Runde? Bald nicht mehr. Ich musste aber mein Leben retten. Wenn ich nur das Display oder die Stäbe sah … Ich schrie.

In diesem Gittertraum gab es noch viele weitere Einzelheiten. So schaute ich einmal durch eine kleine Lücke hinter den Streben in eine Art Fabrikhalle, in der gearbeitet wurde. Aus diesem Raum kam eine Person ganz dicht ans Gitter und begann, mit mir zu sprechen. Ein Highlight. Wir haben uns gut verstanden. Sie hörte sich meine Geschichte an und wollte mir helfen, musste jedoch erst mit ihrer Familie darüber sprechen. Sie versprach, wiederzukommen, und ich wusste, sie würde wiederkommen. Sie war ein guter Mensch. Sie kehrte jedoch nie zurück. Ich konnte nur A drücken, danach B und C, und wieder fror das Display ein, irgendwo dazwischen. Bestimmt würde auch bald eine Person zum Reinigen der Zähne auftauchen. Ich landete unzählige Male in diesem Traum. In diesem Gefängnis.

Im Entlassungsbrief las ich, dass ich täglich im Bett gedreht wurde. Jeweils für sechzehn Stunden auf dem Bauch, danach für acht Stunden auf dem Rücken. Liegt man auf dem Bauch und schaut, sind von den Menschen, die in den Raum eintreten, tatsächlich nur Füße und Beine sichtbar. Oder ein Gesicht, wenn sich eine (Pflege-)Person weit genug herunterbückt. Hat dabei jemand mit mir gesprochen? Louis oder mein Bruder per Facetime? Mein Sohn bei seinem Besuch?

Auch eine Tatsache: Ich hatte an der Mundschleimhaut genau da Wunden, wo die Schmerzen beim Reinigen der Zähne im Traum gewesen waren. Habe ich das »Zähneputzen« erfunden, weil es dort wehgetan hat? Oder hat es an diesen Stellen geschmerzt, weil wirklich grob mit mir umgegangen wurde? Ich habe keine Antwort darauf.

Mein Todestraum

In einem weiteren Traum ging es um meinen Tod, dieser Traum war schrecklich und lang. Auch er drängte sich in allen Einzelheiten immer wieder vor und löste jedes Mal ein träges, aber konsequentes Durchleben aus.

In dem Traum begann ich darüber nachzudenken, ob ich wohl in der Hölle gelandet war. Alles war dunkel, beschwerlich und anstrengend, und ich bezweifelte, dass ich das in aller Ewigkeit würde aushalten können. War es definitiv die Hölle, so wusste ich, nie wieder käme ich aus ihr heraus. Es wäre wie Sisyphus, jene Gestalt aus der griechischen Mythologie, die einen großen Stein den Berg hochrollt, nur um festzustellen, dass er gleich wieder herunterrollt. Eine Metapher für sinnlose Mühe. Nun musste ich wieder und wieder sinnlose Träume durchleben, von denen ich dachte, sie seien die Realität. Es tauchte in diesem Zusammenhang die Frage auf, was ich in meinem Leben falsch gemacht hatte. Warum war entschieden worden, dass ich in der Hölle zu sein hatte? Das Gefühl, dass ich in ihr gelandet war, verstärkte sich immer mehr.

Diese Traumgeschichte besteht aus vielen Handlungssträngen. Von einigen weiß ich nur, dass sie existent waren, kann sie aber heute nicht mehr richtig fassen. Da war zum Beispiel eine berühmte und verrückte Journalistin, die mich, tot, wie ich war, interviewte und meine Aussagen für ihr Buch stahl. Sie verneinte dies, aber am Ende des Traums wurde ihr Betrug entlarvt. Oder es gab ein Paar wie aus dem Film *Der englische Patient* mit Ralph Fiennes und Kristin Scott. Die beiden liebten sich, konnten aber ihre Liebe, genau wie in dem Film, nicht leben. Auch ihre Story hatte die verrückte Journalistin gestohlen. Worum es ansonsten ging, weiß ich nicht, die Szene mit dem Paar endete immer damit, dass sie wieder zu meinem Leichnam führte, der in einem Museum ausgestellt war.

Kurz vorher kam es allerdings jedes Mal zu einer anderen Szene, in der eine Frau, ganz in Schwarz gekleidet, von hinten zu sehen war, wie sie eine extrem breite und weiße Treppe in einer großen Hollywood-Filmvilla aus dem 19. Jahrhundert emporschreitet. Vorher hatte sie etwas getan, das nicht rechtens war. Sie spricht ständig vor sich hin, wie bei einer festgefahrenen Tonspur: »Warum ich das Stück einhändig gespielt habe? Weil ich es konnte!« Sie geht weiter die Treppe hoch. »Warum ich das Stück einhändig gespielt habe? Weil ich es konnte!« Noch weiter. »Warum ich das Stück einhändig gespielt habe? Weil ich es konnte!« Unerträglich.

Jedes Mal überlegte ich, was sie getan hatte. Es ging in jedem Fall um ein klassisches Musikstück, das von ihr einhändig und sehr schnell auf einem Flügel in einem Konzertsaal gespielt worden war, dabei hätte sie es mit ihrem Mann vierhändig spielen sollen. Diese Szene muss ich an die fünfzigmal gesehen haben, ohne jemals ihre Bedeutung herauszufinden. Immer wieder musste ich ihren Satz anhören und darauf warten, dass sie oben ankam. Dann sah ich sie von vorne, und sie reichte mir ein Diplom oder ein beschriebenes Blatt Papier mit einer wichtigen Erklärung, die ich aber nie lesen konnte. Es war anstrengend, weil ich jeden Schritt kannte, nachdem alles einmal passiert war.

Wenn ich an all meine Träume denke, habe ich bei fast jedem ein Gespür für die Stimmung und weiß genau über die Handlung Bescheid – aber wie sollte ich sie bloß in Worten wiedergeben?

Die Beerdigung

Es war klar, dass ich in dem Todestraum verstorben war, weil Louis in unserem Haus herumgegangen war und es einer Familie zum Kauf gezeigt hatte. Im echten Leben kenne ich diese Familie nicht, aber im Traum wusste ich genau, wer diese Menschen waren. Es waren Bekannte, und sie fühlten sich überglücklich, unser tolles Haus kaufen zu dürfen. Die Familie hatte einen kleinen Sohn. Er lief wild durch das Haus, genau wie es damals mein eigener in unserer Wohnung getan hatte. Ich beobachtete alles von oben, und obwohl ich tot war, konnte ich mir Gedanken machen. Ich war traurig, dass ich es nicht vor meinem Ableben geschafft hatte, das Haus fertig zu renovieren, und ich war voller Wehmut, dass Louis nun ausziehen musste. Dabei hatten wir es uns doch so schön machen wollen.

Die nächste Szene handelte von meiner Beerdigung. Ich sah sie alle auf Sesseln sitzen. Meinen Vater, meine Mutter, meinen Bruder mit seiner erwachsenen Tochter. Auch Freunde von meinen Eltern waren da. Von meinen deutschen Bekannten und Freunden war niemand anwesend. Louis und mein Sohn ebenfalls nicht. Alle waren bedrückt, sie warteten auf den Sarg, der verbrannt werden sollte. Meine Mutter konnte kaum gehen, sie wurde von jemandem gestützt, als sie wegging. Sie wirkte gebrochen. Wie gern hätte ich mit ihr noch etwas Zeit verbracht!

Ich spürte, wie der Sarg, in dem ich lag, hochgehoben und zum Krematorium getragen wurde. Mein stummer Schrei: O nein, warum habe ich nie gesagt, dass ich nicht verbrannt werden möchte! Der Sarg mit mir wurde in den Ofen geschoben, und merkwürdigerweise konnte ich alles von innen sehen, alles war aus Metall. Die Tür ging hinter meinem Kopf zu, das hörte ich. Es kam kurz Angst auf, und dann erinnerte ich mich daran, dass ich tot war und eh alles nicht spüren würde. Jemand drückte auf einen Knopf, und alles explodierte in einem Flammenmeer. Kurz danach war ich verbrannt.

Als ich während meiner Genesung – ich war da schon wieder zu Hause – einmal über dieses Verbrennen im Sarg sprach, fiel der Ausdruck »luzides Träumen«. Ein Mensch ist sich dabei bewusst, dass er träumt und aufwachen wird. Das war bei mir nicht der Fall, ich beobachtete alles wie beim luziden Träumen, aber ich wusste, dass ich tot war und nie wiederkehren würde.

Mein Leichnam

Trotz meiner Verbrennung hatte ich noch einen Körper, denn ich lag in einem kleinen, vollgestopften Raum aufgebahrt. Überall, auf dem Fußboden, auf den Tischen und Regalen, waren Sachen. Alte Zeitschriften, Schachteln, Bücher. Es standen gebrauchte Kaffeetassen und Aschenbecher mit ausgedrückten Zigaretten herum, alles war dreckig. Dann hörte ich Stimmen, eine Frau und zwei Männer kümmerten sich um meine Beerdigung. Doch es ging und ging nicht voran. Einer der Männer, spindeldürr und mit einem altmodischen Schnurrbart, der rötlich und fettig glänzte, war leicht betrunken. Den zweiten Mann sah ich nicht, spürte nur, dass er da war. Ich konnte nur mit Mühe umherschauen, ich war unbeweglich, weil ja tot. Diese drei Personen setzten sich irgendwann und tranken. Der Schnurrbärtige deutete an, dass er gleich Sex mit meinem toten Körper haben würde, danach erst würde er mich wegfahren.

»Ihr könnt ja rausgehen!«, sagte er und beschrieb, wie geil er sei und was er alles mit mir machen würde (das lasse ich hier lieber weg). Sie lachten alle. Es war eine kleine Weihnachtsfeier, wir hatten ja Dezember. Der Mann wusste, dass Nekrophilie, also Sex mit Leichen, verboten ist, aber er grinste nur vor sich hin und sagte viel zu laut, dass er das doch mitnehmen würde bei diesem anstrengenden Job. »So eine Chance sollte man sich nicht entgehen lassen, diese ganzen Leichen.«

Kurz danach hatte er dann mit der Frau Sex und nicht mit mir, sie hatte früher als Prostituierte gearbeitet, und löste damit bewusst das Problem mit der Nekrophilie. Die Frau wirkte vernünftiger als die Männer und schlug vor, dass sie endlich weitermachen sollten, der Leichnam beginne ja schon zu riechen. Alle drei wussten, dass es stimmte. Ich auch.

Auf einmal waren wir draußen, sie warfen mich auf die Ladefläche eines kleinen Lkws. Mein Körper wurde ohne Sarg durch die Gegend gefahren. Die drei Spaßvögel waren inzwischen sehr betrunken. Ich hörte sie sprechen, meist über sexuelle Dinge, und erfuhr dabei, dass mein Körper einige Nächte im Museum ausgestellt werden soll, in einem Raum, in dem alles aus der Jahrhundertwende ist.

Ich befand mich dann in dem Museum. Der Raum hatte sehr niedrige Decken, alles war dunkel und braun, ein Spinnrad stand in der Ecke, vor dem kleinen Sprossenfenster ein Tisch mit einigen Stühlen. Und ein Schaukelstuhl. In ihn setzten die beiden Männer und die Frau meinen Körper rein. Ich war mit einem ausgestellten Rock aus dunkelgrauem Leinen ausgestattet und trug dazu eine Rüschenbluse mit Weste. Ich sollte sitzen und aus dem Fenster schauen, so sagten sie sich. Für einige Tage. Das machten sie mit den Leichen immer so, merkwürdigerweise wusste ich das. Ein bisschen Farbe hatte man mir auch ins Gesicht gemalt.

Von meinem Schaukelstuhl aus konnte ich den See vor dem Fenster im Mondlicht glitzern sehen. In ihn sollte meine Asche später hineingestreut werden, obwohl ich noch gar nicht Asche war. Ich dachte, dass das wohl so sein müsse, wenn man verstorben ist, dass es ein wenig dauert, bis man sich auf die letzte Reise begibt.

Auf dem idyllischen See schwammen Schwäne und Enten herum. Es war jetzt auf einmal hell und eher Frühling, trotzdem gab es um das Museum herum eine Weihnachtsparty. Es waren viele Kinder da, sie sammelten Tannenzapfen in dem kleinen Wald hinter dem Museum für die Ausstellung. Es wurde immer später, einige gingen schon nach Hause, aber zwei Mädchen wollten unbedingt noch ihre Zapfen ins Museum bringen. Ich spürte eine innere Unruhe und dachte, dass sie mich nicht sehen sollten, eine Leiche, die schon auszutrocknen begann und die schon roch. Was würden ihre Eltern denken? Bitte kommt nicht herein!, dachte ich noch, aber die Mädchen öffneten die Tür und standen Sekunden später neben mir. Sie starrten mich verwundert an.

Die Mutter kam hinzu, und das kleinere Mädchen fragte: »Mama, sitzt da jemand? Die sieht merkwürdig aus ...«

Die Mutter sagte zu der Kleinen: »Komm, wir gehen, es ist spät.« Danach kümmerte sie sich darum, dass keine anderen Kinder hereinkamen.

Mein starrer Körper sollte am nächsten Tag entfernt werden. Als es Morgen wurde und viele Menschen zum Museum kamen, um meine Asche ins Wasser zu streuen, war ich immer noch ein Körper. Etwas Unangenehmes geschah. Jemand wollte ihn nehmen und verstecken. Es war ein Mann, gekleidet im Stil der Vierzigerjahre, er trug einen Hut und war ein Mörder. Ich wusste das alles schon. Mich hatte er schon einmal ermordet, nur war es nie aufgeklärt worden. Er hatte meine Leiche in den See geworfen, wo sie längst verrottet war. Vor meinem inneren Auge sah ich, wie er es getan hatte, und auch, wie mein aufgedunsener Körper am Grund des Sees ausgesehen, wie sich überall die Haut gelöst hatte.

In diesem Teil des Traums schwebte ich in Gefahr, ich sollte erneut umgebracht werden und musste es verhindern, obwohl ich doch schon tot war. Irgendwie gelang es mir, die Polizei zu informieren, und der Mörder wurde gefasst, gerade bevor er meine Leiche wieder im Schilf verstecken wollte. Ich hatte die Aufmerksamkeit auf ihn lenken können. Aber wie? Ich jedenfalls war froh und erleichtert, dass ich es geschafft hatte, den alten Mord an mir aufgeklärt zu haben. Es stellte sich heraus, dass der Mörder auch andere Frauen umgebracht hatte – viele.

Hier sprang der Traum immer zurück zu den Verwandten, die alle noch draußen in ihren Sesseln oder auf Baumstämmen saßen. Sie tranken etwas. Es sah gemütlich aus. Mein Vater meinte, dass er schon immer Sex mit Susse Wold haben wollte, einer bekannten dänischen Schauspielerin. Sie war auf einmal auch da. Es ging um die Frage, ob er tatsächlich Sex mit ihr haben wird, weil er ihn sich vor zwanzig Jahren auf einer Dienstreise versagt hatte. Susse Wold nickte, sie war einverstanden, lächelte verführerisch.

Mein Bruder sagte zu meinem Vater: »Das machst du nicht!«

Die Frau von meinem Vater meinte: »Tust du das, sind wir geschiedene Leute.«

Mein Vater dachte nach, sagte dann aber ruhig und bestimmt, dass er diesmal Sex mit Susse Wold haben werde. Seine Frau stand auf und ging. Unter den Anwesenden entstand eine wilde Diskussion.

Der Traum sprang an diesem Punkt wieder zum Anfang zurück – zu meiner Verbrennung im Sarg. Das Bedrohliche in ihm war, wie die Leute mit meinem Leichnam umgingen. Ich spürte nichts, wusste aber, wie es sich anfühlen würde. Und wie respektlos es war. Ich war für sie ein Nichts. Schwer zu ertragen war auch, wie lange es dauerte, bis ich wieder im Museumsstuhl saß, wo mich alle anschauten. Einmal sagte jemand: »Schaut, die Puppe sieht wirklich echt aus!«

In dem Museumsraum war durchgehend wenig Licht, es war staubig und trocken. So aufrecht und steif dasitzend musste ich es durch die stockdunkle, kalte Nacht schaffen, wo der Mörder mich jederzeit finden konnte. Ich hörte draußen seine Schritte, die Tür knarrte und ging langsam auf. Ich hatte unglaubliche Angst. Nie wusste ich, ob es mir gelingen würde, dem Mörder zu entkommen. Es erschien mir wichtig, obwohl ich doch schon tot und er eigentlich, in der ersten Runde dieses Traums, verhaftet war. Es war furchtbar, was ich alles mitbekam, und ich wollte es nicht wieder durchleben müssen. Ich konnte die wiederkehrenden Abläufe aber nicht stoppen.

Heute finde ich es auffällig, dass ich auch in diesem Traum bewegungslos bin. Ich sitze starr im Stuhl und schaue auf den See. Die Leute sehen mich, ich mag es nicht, aber ich bin tot und kann nichts dagegen machen. Ich bin handlungsunfähig. Sie bewegen meinen Körper, tragen ihn hin und her, rein und raus. Ich höre Stimmen, Schritte und sich öffnende und schließende Türen wie im Gitter(t)raum. Es spiegelt für mich das lange Liegen auf der Intensivstation, auf der ich täglich gedreht wurde. Mein Körper war passiv. Alle Dinge, die ich in dem Traum erreichte, waren meinem Geist geschuldet. Immerhin. Ich hatte sogar den Mörder gestellt. Ich lag schon im Wasser und fühlte, wie er es wieder geschafft hatte, mich umzubringen. Unglaublich widerlich. Eine dunkle, grauenhafte Stimmung. Sie lebte von der Angst, die tief in der Magengrube sitzt.

Übrigens gab es in der kleinen dänischen Stadt, in der sich mein Haus befindet, 2009 einen Mord, bei dem der Täter tagelang auf seinem Boot sein weibliches Opfer misshandelte. Dann band er die Leiche an einen Betonklotz in der Nähe einer Schilf-insel (»Teufelsinsel«) und versenkte sie. Diese Geschichte hörte ich von Seglern in der Woche, bevor ich krank wurde.

Sexueller Missbrauch

Ein dritter Albtraum gehörte zu den schlimmsten. Ich werde hier nur den Rahmen wiedergeben. Auch in ihm wurde ich gejagt und verfolgt. Sie fingen mich ein, und, gefangen gehalten in ei-nem idyllisch gelegenen Haus im Wald, realisierte ich, dass die drei Besitzer Vergewaltiger und Mörder waren. Soziopathen und Henker. Ich sollte sterben. Es sei denn, ich würde einen sexuel-len Missbrauch verhindern, der vor fast achtzehn Jahren stattge-funden hatte. Das Angebot wurde mir immer an einem bestimm-ten Punkt im Traum gemacht. Das Opfer war ein Baby gewesen. Als junge Frau kam sie nicht mehr mit dem Missbrauch zurecht, sie brachte sich um. In meinem Albtraum lebte sie aber, lebte zurückgezogen und war verzagt. Ihr ganzer Körper zeigte, dass ihr sehr wehgetan worden war. Sie wohnte bei den Tätern im Haus.

Ich bekam also die Möglichkeit, den damaligen Missbrauch zu verhindern, ich sollte wählen, ob ich das tue oder nicht. Bei die-sem Angebot standen die drei Männer breitbeinig und widerlich dreckig grinsend vor mir. »Entscheide dich! Machst du es? Uns ist es egal.« Ich hatte das Gefühl, keine Wahl zu haben, ich wollte es versuchen. Alles, was ich tun musste, war, das Teil aus meinem Hals herauszunehmen und zu sterben. Die Männer meinten: »Du musst es wissen, willst du es tun?« Ich tat es.

Ich wusste, so merkwürdig es war, dass gleich ein Kranken-wagen mit Sanitätern kommen würde, um zu versuchen, mich zu retten. Sie waren in der Nähe, ich musste nur den richtigen Zeit-punkt für meine Aktion abpassen. Ich wartete also ab, bis ich in weiter Ferne den Krankenwagen hörte, dann zog ich resolut den »Stöpsel« aus meinem Hals und begann zu sterben. In dieser Sekunde konnte ich nicht mehr atmen. Jedes Mal – dieser Traum kehrte ebenfalls wieder und wieder – hoffte ich, dass die Retter rechtzeitig auf den Hof fuhren und es schaffen würden, mich zu reanimieren. Ich konnte das Gefühl, gleich zu ersticken, fast nicht aushalten. Das Risiko, dass es nicht klappen würde und ich sterben musste, war unerträglich. Gleichzeitig wusste ich, dass ich es machen musste, weil die Möglichkeit bestand, dadurch jemand anderen zu retten. Ich entschied mich jedes Mal, es zu tun. Und jedes Mal holten mich die Sanitäter in allerletzter Sekunde zurück ins Leben.

In diesem Traum tauchte ebenso Louis auf, auch er wurde von den Männern gejagt. Er lief durch den Schnee, durch den Wald, entlang eines Bachs, sie fassten ihn irgendwann. Danach machten sie mit ihm Dinge, die ich nicht erzählen werde, sie waren hoch sexuell. Ich weinte deswegen viel. Mir war kotzübel. Alles wiederholte sich in Endlosschleife: Louis wurde gejagt, ich starb immer wieder.

Im Nachhinein denke ich, dass ich diesen Traum während meines septischen Schocks hatte, im letzten Moment konnte ich gerettet werden. Laut dem Entlassungsbericht wurde auch mehrfach der Tubus im Hals korrigiert, und einige Male wurde eine Bronchoskopie, eine Lungenspiegelung, gemacht. Sie waren an mir zugange. Und ich habe es gespürt.

Meine Bonusfamilie

In Dänemark nennt man einen Stiefvater sowie eine Stiefmutter Bonusvater und Bonusmutter, die neue zusammengewürfelte Familie Bonusfamilie. In einem weiteren Traum war mein allererster Freund, den ich mit sechzehn kennenlernte, der Vater. Die Mutter war meine Schwester, die viel jünger ist als ich. Die Familie hatte zwei Kinder, einen dreizehnjährigen Jungen und ein fünf Jahre altes Mädchen. Es war meine Bonusfamilie.

In diesem Traum bin ich in Norwegen, überall lag Schnee, es war klirrend kalt, aber alle hatten passende Wintersachen an. Gerade angekommen wollte ich kurz vor Weihnachten einige Tage mit meiner Bonusfamilie verbringen. Mit Feuer draußen und drinnen, skandinavischem Essen und viel Hygge! Wenn nur dieses blöde Ding im Hals nicht wäre … Die kleine Tochter der Familie hatte es auch gehabt. Sie kannte sich mit dem störenden Gefühl aus und wusste, wie man es entfernt. Deshalb durfte sie auch entscheiden, wann es bei mir mit dem Rausnehmen losgehen sollte.

Ich wusste absolut nicht, wann und wie es passieren sollte, rannte gespannt und leicht sorgenvoll durch die Gegend. Am Abend war es dann so weit. Alle waren da. Ich spürte auf einmal, dass es nicht so gut sein würde, wenn man mir im Hals herumfummelte. Eventuell würde ich nach dem Herausnehmen eine Zeit lang nicht atmen können, war mir gesagt worden, aber das sei normal. Immer wieder war das Mädchen kurz davor, mir den Tubus zu entfernen, aber es passierte nie.

An einem Abend schrie auf einmal der Vater: »Wir müssen weg hier, da sind sie wieder!« Wir liefen in den schneebedeckten Wald, in alle Richtungen. Ich habe nichts verstanden. War ich in Gefahr? War alles in Ordnung? In den nächsten Stunden stand die Flucht im Vordergrund.

In diesem Traum ging es auch darum, dass die Bonusfamilie ein Geschäft hatte. Verkauft wurden kleine, süße Tierpuppen, die viel Geld einbrachten. Alle in der Familie waren in dieses Geschäft involviert. Dann tauchte Louis auf. Sein Oberkörper war nackt, ansonsten trug er nur Jeans. Ein beeindruckender Adler saß auf seiner linken Schulter. Er stand vor dem Holzhaus der Familie und schaute zum Horizont. Plötzlich wusste ich, was wir machen mussten, wenn ich wieder da war: ein Business starten. Es fühlte sich so was von richtig an, und ich wusste genau, was wir verkaufen sollten: gestrickte Puppen mit dem Logo von einem Native American und einem Adler auf der Schulter. Louis, der in Kolumbien zur Welt kam, hatte beide Arme Richtung Himmel gestreckt und schaute hoch. Seine langen schwarzen Haare wehten im Wind und strichen über den nackten Rücken. Er würde mich retten.

Dann ging auf einmal alles schief, die Bonusfamilie legte mich rein, sie hatten mir die ganze Zeit etwas verheimlicht, hatten einen völlig anderen Plan mit mir. Ich flüchtete alleine weiter, auch durch die Luft. Ich flog weit, weit oben am Himmel auf einem Brett, es war eiskalt. Neben mir lag ein riesiger Lachs. Konnte er schlecht werden? Schließlich bemerkte ich, dass er gefroren war. Unter mir sah ich schöne Landschaften, Menschen und Tiere, das Leben pur. Nach mehreren Runden kam ich zurück zum Haus. Alles ging wieder von vorne los. Der Traum war mit Angst erfüllt, nur nicht oben in der Luft.

Interessant war für mich im Nachhinein die Tatsache, dass Louis zu dieser Zeit im echten Leben eine spirituell arbeitende Frau kontaktiert hatte. Sie hatte zu ihm gesagt: »Nimm Kontakt zu Ann-Marlene auf – auf Soullevel.« Das tat er. Prompt war er in meinen Träumen da. Er hatte von der Frau den Auftrag bekommen, dass er mit mir über die Zukunft sprechen müsste, über Dinge, die wir gemeinsam machen sollten, wenn ich wieder da bin. Genau das machten wir in dem Traum. Manchmal gibt es mehr zwischen Himmel und Erde, oder?

Von allen Koma-Träumen hatte nur dieser schöne Anteile. Alle anderen waren ausschließlich Albträume. Der Traum mit der Bonusfamilie endete in einem warmen, strahlenden Licht, durch welches ich ging. Alles war ruhig und gefahrenlos. Die ganze Zeit wusste ich, dass ich dort hindurchgehen musste, aber wiederkommen würde. Ich ließ es deshalb zu, kehrte zurück und strahlte dabei selbst so sehr, dass alle mich und meine durchfließende, fast himmlische Ruhe bewundernd anschauten. Louis rief: »Schaut sie euch an! Wie sie glüht! Sie ist durch!«

Es gefiel mir, was er sagte, aber es tangierte mich nicht, ich war tief in mir selbst versunken und hatte mich, wie eine weibliche Buddha, auf eine Erhöhung gesetzt. Alle schauten mich an und nickten. Es war ein Gefühl entspannter Ruhe und Sicherheit. Nie zuvor hatte ich mich so gefühlt, ich war zufrieden. Der Traum endete an dieser Stelle.

Hatte ich eine Nahtoderfahrung? Ich weiß es nicht. Ich ging zwar ins Licht, aber das war auch schon alles. In Teilen könnte dieser Traum einem Nahtoderlebnis ähneln, so wie es von vielen anderen Menschen beschrieben worden ist, die sich in einer lebensbedrohlichen Situation befunden hatten. Es fühlte sich aber nicht so an, keine Sekunde dachte ich, dass ich dabei war zu sterben.

Der reiche Spanier

In einem fünften Traum war ich in einem schicken Haus, ich sollte da einziehen. Der Hausherr, ein Spanier, wollte mich in seinem Haus haben. Auf einmal war ich betäubt, medizinische Behandlungen wurden im Unterleib vorgenommen. Es war sehr unangenehm, aber ich hatte keine Wahl. Es stellte sich heraus, dass ich künstlich befruchtet worden war, ich gebar auch später einen Sohn für den Spanier. Seine Frau wusste, dass mein Kind von ihrem Mann war. Ihr eigener Sohn war als Kleinkind bei einem Unfall gestorben. Sie hasste mich, wollte mich die ganze Zeit über loswerden, aber es gelang ihr nicht. Ihr Mann wollte, dass ich blieb, bis das Kind auf der Welt war, danach wollte auch er mich verjagen. Ich flüchtete. Und wurde wieder verfolgt. Ich wurde gefunden und flüchtete wieder. Der Tod verfolgte mich.

Zu diesem Koma-Traum passt, dass laut Entlassungsbericht mein Blasenkatheter nicht mehr funktioniert hat und ein neuer gelegt werden musste. Auch wurde mehrfach ein Ultraschall vom Bauch gemacht, sie suchten nach dem Grund für meine Sepsis. Ich denke, dass ich das alles gespürt habe, dass es unangenehm war.

Aha-Effekt

Die deutlichen Zusammenhänge zwischen den Koma-Träumen und den Dingen, die wirklich stattgefunden haben, waren für mich im Nachhinein überraschend. Der zeitliche Ablauf der Träume, der mir merkwürdigerweise bewusst ist, passt zum Verlauf des Komas, nachzuvollziehen durch den Entlassungsbericht. Die Entdeckung machte ich beim Schreiben. Spannend. Nichts war völlig frei erfunden, die Träume erschienen mir dadurch weit weniger psychotisch und paranoid als am Anfang, wenn sie auch grausam, wild, ungewöhnlich und, ja, traumatisch waren. Wenn ich aber davon ausgehe, dass ich dem Tod nur knapp von der Schippe sprang oder »verfolgt« wurde, etwa von Viren, die meinen Körper komplett übernehmen wollten, klingt vieles stimmig.

Manchmal denke ich darüber nach, ob meine Träume anders gewesen wären, wäre ich auf der Intensivstation darüber informiert worden, dass ich ins Koma gelegt werden musste. Ich hätte dann gewusst, dass die Albträume nicht echt sind.

Heute atme ich tief durch, liege abends in den Armen von Louis, und wenn ich die fellwuchtige, alte norwegische Katze streichele, denke ich daran, dass Louis sie oft ins Handy schnurren ließ.

Ja, ich habe überlebt!

Hallo, wach! Alles wieder normal? Nö!

6.–10. Dezember 2021

Endlich wieder da! Sie hatten mich aus dem Koma geholt. Ich lag gut gelaunt im Warmen und dachte über das Leben nach. Es war der 6. Dezember – was für ein Nikolausgeschenk! Ich genoss den sonnigen Ausblick aus meinem Zimmer, wahrscheinlich war es draußen stechend kalt. Ich fragte, ob ich Weihnachten zu Hause sein würde. Sie nahmen es an. Nun ging alles bergauf! Meine Atmung war ruhig, ich hatte das Schlimmste überwunden.

Meine Ernährung floss in den gelegten Zugang, bisher hatte ich noch nicht selbstständig gegessen. Eine Ergotherapeutin sollte aber vorbeikommen, damit festgestellt werden konnte, ob ich für feste Nahrung bereit sei. Dafür müsste ich gut und sicher schlucken können, das war die Voraussetzung für die Normalstation.

Ein böses Erwachen?

Wenn ich auch gelassen dalag, der Schein trog. Es war nicht Entspannung, die im Vordergrund stand, sondern ich war durch das Koma so gut wie bewegungslos geworden, ich hatte es nur noch nicht realisiert. Wer ein Koma und eine künstliche Beatmung überstanden hat, muss häufig viele Dinge neu erlernen. Neben dem selbstständigen Atmen und Schlucken geht es dabei auch um sämtliche Bewegungsabläufe. Mir dämmerte nur langsam, dass etwas mit meinem Körper anders war als vor dem Koma. Es begann mit den Beinen, die ich im Bett aufstellen wollte und die mir nicht mehr gehorchten. Versuchte ich mit den Armen nachzuhelfen, weil ich die Position wechseln wollte, musste ich irritiert aufgeben. Die Beine lagen wie schwere Sandsäcke da, und die Arme fühlten sich schlaff an.

Als ich nach Hilfe rufen wollte, bekam ich die Arme nicht weit genug über den Kopf und bekam den Klingelknopf nicht zu fassen. Als dieser von einem freundlichen Menschen, der mir Blut abnehmen wollte, in Reichweite gebracht wurde, fehlte mir die Kraft in den Fingern zum Drücken. Was war los? Als ich am Vormittag wach wurde, war ich so überwältigt und froh des Lebens gewesen, dass ich auf nichts anderes geachtet hatte. Die Medikamente in meinem Körper hatten auch das Ihre getan, die Wahrnehmung war beeinträchtigt. Aber irgendwas Gravierendes stimmte nicht.

Über die unangenehmen Entdeckungen war ich erst einmal verwundert, aber noch nicht verunsichert. Ich dachte, dass meine Kraftlosigkeit und meine Immobilität durch das Liegen entstanden waren und sich alles in den nächsten Tagen bessern würde. Was jedoch nicht stimmte. Mir war die Kontrolle über meinen Körper entzogen worden, wie ich bald spüren würde, als ich am nächsten Tag mit dem Physiotherapeuten und der jungen Ergotherapeutin arbeitete. Eine Katastrophe bahnte sich an, und das waren die schlimmsten sieben Dinge:

1. Meine Beine konnte ich im Bett nicht hochziehen oder selbstständig bewegen.
2. Arme und Hände konnten kein Glas halten oder über den Kopf gehoben werden.
3. Ich konnte mich im Bett nicht auf die Seite drehen, um meine Lieblingsposition einzunehmen.
4. Sitzen war nicht mehr möglich.
5. Stehen und gehen auch nicht.
6. Sobald ich aufrecht saß, wuchs im Brustkorb ein Druckgefühl, und ich konnte nicht mehr gut atmen.
7. Bei jeder kleinsten Anstrengung brach Kaltschweiß aus, es fühlte sich wie die Wechseljahre an, an die ich mich nur zu gut erinnerte.

Klingelsturm

Ich war schon immer ein ungeduldiger Mensch, hatte mich aber seit einem Monat daran gewöhnt, dass im Krankenhaus einiges länger dauerte als erhofft. Wenn ich morgens völlig verschwitzt wie ein gestrandeter Wal auf dem Rücken unbeweglich lag und den Klingelknopf drückte – mit beiden Händen auf einmal, wie ich es mir selbst beigebracht hatte –, war ich nicht verwundert, dass niemand reagierte.

Ich klingelte mehrfach und versuchte geduldig zu sein. Manchmal dauerte es extrem lange, bis jemand kam. Mich trieben die Unbeweglichkeit und das Warten fast in den Wahnsinn. Jemand musste mir doch trockene Sachen geben und auch höher ins Bett legen. Aus lauter Verzweiflung begann ich im Bett hin und her zu ruckeln, machte kleinste Bewegungen, um die Spannung aus meinem gefühlt festgeschnallten Körper zu bekommen. Die Bewegungen wirkten zwangsartig, das spürte ich, sie waren es ja auch. Ich dachte an Tiere im Zoo, von denen einige im Käfig nur noch rechts und links gehen und ab und an ihre Köpfe aggressiv gegen das Gitter stoßen. Wie viel lieber würden sie durch die Landschaft rasen und ihre Bewegungsmöglichkeit voll auskosten. Ich auch!

Wenn ich nicht mehr konnte, begann ich zu summen, machte zu dem Ruckeln kleine Laute und fühlte mich wie in einer Irrenanstalt aus früheren Zeiten. Ich wurde lauter und lauter, versuchte zwischendurch aus vollem Hals zu singen, was aber nur bedingt geht, wenn Beckenboden und Rumpfmuskulatur beeinträchtigt oder eingeschlafen sind. Ich sang: »Somewhere over the rainbow/Bluebirds fly … Why, oh why can't I?« Es half mir, aber es kam immer noch niemand.

Manchmal gab ich noch lauterer Töne von mir oder schrie sogar. »Hilfe! Hilfe! Hilfe! Es muss mich doch jemand hören. Ich kann so nicht mehr liegen. Hallooooo! Warum hilft mir denn niemand? Ich will mich bewegen!« Ich wurde alleine gelassen und über die Unbeweglichkeit langsam verrückt.

Einmal rief ich deshalb Louis an – um halb sechs Uhr morgens.

»Ich kann nicht mehr, Louis. Bitte hilf mir.«

»Was ist los, Honey?«, fragte er, und ich erklärte ihm die Situation.

Manchmal waren seit dem ersten Klingelversuch mehr als eineinhalb Stunden vergangen, bevor jemand erschien. Ich schwitzte unter der schweren Bettdecke, die ich nicht alleine heben konnte. Louis wollte sofort auf der Station anrufen, um Bescheid zu sagen, da niemand zu lange nass geschwitzt daliegen sollte. Aber klar, es gab keine akute Not. Blieben auf der Intensivstation die angekoppelten Maschinen ruhig, war niemand in Gefahr. Dennoch: Es wäre für meine Genesung gut gewesen, hätte ich das Gefühl gehabt, gehört zu werden. Meine Stimmung sank an diesen Tagen gefährlich nach unten. Ich fühlte mich immer weniger als vollwertiger Mensch. Die Pflegekräfte auf der Intensivstation waren nicht vordergründig darauf eingestellt, dass die Kranken wach waren. Und ich war auf einmal ein Feigling. Ich hätte nur das grüne Kabel abreißen müssen, sie wären gekommen! Ob ich daran dachte? Unentwegt. Stattdessen schrie ich wütend meinen Frust heraus. Flippte total aus. Es kam niemand. Nur Louis war für mich da, meinte, ich könne ihn zu jeder Uhrzeit anrufen.

Auf der Station rief er aber nicht an, weil ich meinte, er solle es besser lassen.

Schließlich bewältigte ich die belastende Situation selber, indem ich irgendwann – und zum wiederholten Mal – einen Deckel über meine Emotionen legte, ich hörte auf zu spüren. Wenn endlich jemand kam, wurde meist völlig belanglos gefragt:

»Was ist denn los, Frau Henning? Wollen Sie Ihr Frühstück?«

»Nein, lieber wollte ich Hilfe haben, um besser zu liegen«, erklärte ich.

»Oh, Sie sind völlig nass! Ich gebe Ihnen ein frisches Hemd.«

»Ja, gerne«, antwortete ich kleinlaut. Die ehrliche Antwort wäre ein aggressives »Ach, was?!« gewesen. Aber mir taten die Betreuenden auch leid, weil sie bei jedem Klingeln die volle Montur anziehen mussten, sei mein Wunsch auch noch so klein. Sie mussten sich schützen, ich war noch ansteckend.

Unabhängig davon: Ich war erneut dabei, zu vereinsamen. Es

lag nicht nur an der Quarantäne, an der Virusisolation, sondern ebenso an einer sozialen Isolation. Ich hatte nach wir vor keinen Besuch oder sah keine anderen Patienten oder Patientinnen, nur noch die flüchtig vorbeischauenden, in Grün gekleideten Stationsmitarbeiter und -mitarbeiterinnen hinter ihren Masken, was zur Folge hatte, dass ich auch kaum noch meinen Geist bewegen konnte. Interessanterweise hatten sich die Koma-Albträume doch genau um diese Empfindungen gedreht, in der Unbeweglichkeit gefangen zu sein. Hinter Gitterstäben. Denn ich wurde in keiner Weise bewegt, sondern durchweg allein gelassen. Es war ein trauriges Dasein. Emotional ging es mir immer schlechter. Zwar waren es nur einige wenige Tage bis zur Verlegung auf die Normalstation, insgesamt fünf, aber sie reichten für mein Abtauchen aus.

Die Ärzte und Ärztinnen sahen, dass ich dabei war, in eine Verstimmung hineinzuschlittern. »Sie müssen geduldiger sein, Frau Henning. Das wird alles noch lange dauern«, hieß es. »Sie sind eine ängstliche Patientin.«

Ich fühlte mich in der Tat unsicher und ängstlich. Niemand erklärte mir irgendwas. Warum gehorchte mir mein Körper nicht? War das normal? Würde es sich bessern? Was verstanden sie unter »es wird noch lange dauern«? Oder wussten sie es selbst nicht, weil das Virus noch so wenig erforscht war? Wer konnte mir meine Fragen beantworten – oder würde ich wieder nur ein Störenfried sein, wenn ich das ansprach? Das war mir ja vermittelt worden.

»Könnte ich vielleicht mit jemandem über meine Traurigkeit und meine Ängste sprechen?«, fragte ich schließlich. Anscheinend hatte ich noch genügend Energie, um einen weiteren eigenen Rettungsversuch zu starten. Mir wurde versprochen, dass ein Seelsorger vorbeischauen würde. Das geschah aber erst auf der Normalstation, zehn Tage später, in Gestalt einer netten Psychologin. Mit ihr hatte ich zwei lange Gespräche, die mir halfen. Aber aus anderen Gründen als gedacht! Die Psychologin sagte mir nämlich genau die gleichen Dinge wie alle anderen: »Sie müssen geduldig sein, Frau Henning.« Oder: »Sie sind wohl sehr nervös …« Sie war eindeutig »gebrieft« worden. Dadurch spürte ich eindrücklich, wie falsch ich eingeschätzt wurde, wenn diese professionelle Person es jetzt auch betonte. Ich erklärte ihr also, warum es mir so ging, wie es mir ging, erzählte ihr vom Gehirn und dem Trauma und sagte ihr: Meine Reaktionen sind normal, und Sie alle sollten damit aufhören, mir zu sagen, dass ich nervös oder ängstlich bin. Dieses Erklären hatte mich im Innern gefestigt, bei meiner Wahrnehmung zu bleiben.

Ich wiederholte dies alles bei der nächsten Arztvisite: »Meine Reaktionen sind wichtig und richtig, ich habe Langeweile. Finden Sie das nicht auch normal?« Es wurde bejaht. Und auf einmal war alles in Ordnung. Ab dann sagte man mir immer wieder: »Ja, Frau Henning, Sie müssen hier weg, es ist nichts für Sie, Sie brauchen Bewegung – auch im Gehirn.« Die nervöse und ängstliche Patientin war endlich aus der Welt.

Langsam ging es mir besser, hauptsächlich, weil ich mich körperlich mehr auf mich selbst verlassen konnte. Wenn ich auch noch nicht gut sitzen oder gar stehen oder gehen konnte, so hatte ich eine bessere Beweglichkeit der Arme erreicht. Ich hatte wieder Power – und das zeigte ich auch. Ich sagte meine Meinung und kümmerte mich um mich, wie ich es für richtig hielt.

Beweglichkeit in jeder Hinsicht

Stellte ich mich besonders an? Oder wurden tatsächlich menschliche Bedürfnisse vom Klinikpersonal missachtet? Um keine falschen Eindrücke entstehen zu lassen: Einige Ärzte und Krankenschwestern reagierten sofort auf das Klingeln, auch mitten in der Nacht. Mein Lieblingsarzt blieb sogar länger in meinem Zimmer, wo wir uns eine Weile unterhielten. Einmal half er mir dabei, auf die Seite zu kommen, um einschlafen zu können. Und eine halbe Stunde später, als ich wieder wach war, schaute er erneut nach mir. Ich war überglücklich – und sagte es ihm auch. Auf der Seite zu liegen war nach den vielen Wochen auf dem Rücken unglaublich entspannend. Ich konnte sogar richtig gut atmen. Ich fühlte mich wie im siebten Himmel – für die halbe Stunde. Der Arzt lächelte leicht verlegen. »Sie übertreiben, das war doch nichts.« Doch, war es.

Erst nach einigen weiteren Gesprächen mit ausgesprochen gefühlvollen Klinikmitarbeitern und -mitarbeiterinnen wurde mir klar, wie sehr der emotionale, der menschliche Umgang mit Kranken von Bedeutung ist. Ein freundlicher Pfleger sagte mir, nicht alle Fachkräfte würden sich die Zeit für die Patienten und Patientinnen nehmen, die eigentlich nötig wäre. Dies gelte generell und hätte nichts mit COVID-19 zu tun. Man sei quasi vollkommen abhängig von dem jeweiligen Menschen, der einen gerade betreut. Wir unterhielten uns, weil ich ihm, nachdem er von sich aus das Bett so eingestellt hatte, dass weniger Druck auf Beine und Po ausgeübt wurde, ein großes Kompliment gemacht hatte. Einige wenige Handgriffe waren nötig gewesen, und schon war die Mitte des Betts angehoben. Mein Leben wurde dadurch für die nächsten Stunden angenehmer. Er legte mir auch ein Kissen unter die Füße. Ah, wie toll! Ich war kurz glücklich. Kurz.

Schläfrige Tatsachen

Niemand schläft stundenlang bewegungslos, sondern bewegt sich während der Nacht etwa dreißig- bis achtzigmal, vor allem in Leichtschlafphasen, selten im Tiefschlaf. Stellen Sie es sich vor: dreißig- bis achtzigmal pro Nacht, und ich konnte mich kein einziges Mal drehen. Ich blieb auf dem Rücken gestrandet, wurde nach meinem Koma nicht mehr aktiv bewegt.

Auf einer Website las ich über die Bedeutung von unbewussten Bewegungen im Schlaf: Liegt man eine Weile in derselben Position, verstärkt sich der Druck auf bestimmte Körperpartien, in Seitenlage etwa auf Hüfte, Schulter, Ellbogen- und Kniegelenk. Dieser Druck erschwert die Durchblutung, in den betroffenen Regionen entsteht ein Sauerstoffmangel, der als unangenehm empfunden wird. Der Drang zum Positionswechsel nimmt zu, das Gehirn wird alarmiert und befiehlt dem Körper, die Lage zu verändern.[3]

Das ewige stille Liegen wird also von uns allen als unange-
nehm empfunden. Meine heftige Reaktion auf die Nichtbeweg-
lichkeit war völlig normal! Ich lag stundenlang ausgestreckt da.
Die ganze Nacht. Den ganzen Tag. Eingepackt in eine schwere
Decke, die eigene Bewegungen noch unmöglicher machte. Mir
fehlte die Kraft dazu, die Bettdecke wegzutreten oder zu heben.
Das Problem mit den schweren Decken löste ich erst auf der
Normalstation, indem ich darauf bestand, nur ein sehr dünnes
Bettlaken haben zu wollen. Auf der Intensivstation war es dafür
viel zu kalt, immer wieder war das ein Problem in den fast fünf
Wochen, in denen ich da lag. Ich wies manchmal, wenn meine
Energie es zuließ, darauf hin.

»Nein, wir können die Temperatur in den Zimmern leider
nicht einzeln regeln, das läuft alles zentral über die Klimaan-
lage«, meinten die Krankenschwestern und beklagten selber die
Kälte. Später stellte sich heraus, dass man in jedem Raum sehr
wohl die Temperaturen höher einstellen konnte. Ich musste nur
bei meiner Meinung bleiben und immer wieder das Gleiche fragen – irgendwann kam eine Person, die das Problem zu lösen
versuchte. Und siehe da, im Vorraum gab es eine Regelung,
danach war die Temperatur wieder für kurze Zeit angenehm. Die
Fachkräfte mochten das anders gesehen haben, sie liefen ja wie
von Anfang an in Tarnkleidung herum, also mit Masken, Hau-
ben und Handschuhen. Ich lag nach wie vor in Isolation und
Quarantäne, weil ich ansteckend war. Sie müssen sich nach meiner Temperaturkorrektur während der Arbeit nass geschwitzt
haben.

Auf der Normalstation war es dann an einigen Tagen sehr heiß
im Zimmer und die Luft verbraucht. Es schien den Pflegekräften
nie aufzufallen. Meinen Bettnachbarinnen schon, beide bekamen Atemprobleme. Sie hatten kein Corona gehabt, sondern lit-
ten unter chronischen Lungenkrankheiten.

Hilfe!

Ich brauchte für viele Dinge mehr Hilfe als vor dem Koma, wenn ich auch nach zwei Tagen das Wasserglas mit beiden Händen und leicht zitternd zum Mund führen konnte. Auch die Brote beim Frühstück oder dem Abendbrot schmierte und belegte ich selber, aber es war eine wackelige Angelegenheit. Ähnlich wie bei der Parkinsonkrankheit war die Koordination schwierig.

Nach dem erfolgreichen Trainieren des Schluckens mit der Ergotherapeutin wurde ich bald in ein anderes Intensivzimmer verlegt, auch das Personal war ein anderes. Es kam mir vor, als hätte man mich auf eine Intensivstation gebracht, wo es »nicht mehr ganz so intensiv zuging«. So wurde ich mehrfach schlicht vergessen, nicht nur morgens, sondern auch abends.

Am ersten Tag im neuen Zimmer wartete ich vergeblich aufs Abendbrot. Als um 18:30 Uhr draußen eine Schwester vorbeiging, nutzte ich die Gelegenheit.

»Wann kommt auf dieser Station normalerweise das Abendbrot?«, fragte ich.

»Haben Sie Hunger?«, entgegnete die Schwester, die in der Tür stehen blieb.

»Ja, und es sollte ja kein Nachtessen werden«, witzelte ich. Die Schwester fand es nicht witzig.

»Okay, ich schaue mal, ob wir noch was dahaben«, antwortete sie teilnahmslos und verschwand um die Ecke. Fünfundvierzig Minuten später kam sie wieder, in Schutzkleidung und mit einem Tablett in der Hand, das sie neben mir auf dem Beistelltisch ablegte.

»Danke, könnten Sie mir noch helfen, mich besser hinzusetzen? Ich kann mich seit dem Koma nicht mehr so gut bewegen«, sagte ich vorsichtig.

»Was wollen Sie denn?«, fragte die Schwester.

»Na ja, im Sitzen und nicht im Liegen essen ...« Die Ergotherapeutin hatte mir eingebläut: »Essen und trinken Sie bloß nicht im Liegen, das kann schiefgehen. Suchen Sie für sich eine sichere und entspannte Sitzposition. Das ist sehr wichtig.«

»Sagen Sie mir, was Sie wollen, dann mache ich das«, sagte die Krankenschwester.

Ich fand es nicht »patientinnengerecht« oder zuvorkommend, aber sie war augenscheinlich gestresst. Sie stand auf der linken Seite, ganz dicht am Bett.

»Ich möchte das Kopfteil vom Bett hochfahren«, sagte ich.

»Dann tun Sie es doch!«

»Würde ich gerne, aber meine Hände haben nicht die Kraft, den Knopf lange genug gedrückt zu halten. Außerdem liegt die Bedienung wieder hinter mir, ich komme nicht ran.« Die Pflegekräfte legten andauernd Sachen beiseite, ob nun Mobiltelefon und Computer oder die Fernbedienung für das Bett, die von mir mit viel Bedacht und Konzentration strategisch platziert worden waren – nämlich in erreichbarerer Nähe. Mit großer Verlässlichkeit schoben sie diese Dinge beiseite, kurz bevor sie das Tablett abstellten. Später steuerte ich rechtzeitig gegen und sagte schon routinemäßig, dass sie bitte nichts anfassen sollten. Einige verzogen das Gesicht oder reagierten überrascht, ich habe bis heute nicht verstanden, weshalb. Hatte denn niemand daran gedacht, dass ich mich nach dem Essen weiter beschäftigen wollte, ohne sofort wieder um Hilfe zu klingeln? Doch, ich hatte daran gedacht. Nun!

Die Krankenschwester ging auf die andere Seite, drückte auf die Bettsteuerung und legte danach die Bedienung in meine Nähe. Nun saß ich also vor meinem Essen, ob gut oder schlecht, das sei dahingestellt, den Tisch hatte mir die Schwester rübergeschoben, er hing wie ein schwebendes Tablett über dem Bett. Aber mir hing auch etwas halb vor dem Gesicht, nämlich der dreieckige Kunststoffgriff, der an einer Stange angebracht war, damit Kranke sich an ihm hochziehen konnten – wenn sie denn dazu in der Lage waren. Dieser Griff pendelte vor meiner Nase hin und her.

Die Schwester war schon auf dem Weg aus dem Zimmer, als ich ihr hinterherrief: »Entschuldigung!«

Sie stoppte in der Tür, drehte sich um und fragte: »Was ist jetzt?«

Ich erklärte ihr, dass ich mit so einem Ding vorm Gesicht nicht gerne essen würde.

Wortlos kehrte sie zurück und legte, ohne den Blick von mir zu wenden, den Griff über die Stange.

»Noch etwas?«, fragte sie dann. »Das war nicht so schwer, oder?«

Völlig perplex nickte ich: »O ja, das war einfach, daran hätte ich auch selber denken können! Vielen Dank!«

Erst als sie weg war und ich versuchte, nach oben zu greifen, spürte ich erneut, dass ich meine Arme nicht über den Kopf heben konnte. Um ehrlich zu sein, ich hätte es auch ohne den Test gewusst, aber das Benehmen der Schwester hatte mich so verunsichert, dass ich es doch versuchen wollte. Es blieb dabei: Ich scheiterte. Nach dem Motto: keine Arme, keine Kekse! Ich war überrascht über die Art des Umgangs mit mir und fühlte mich zum wiederholten Male klein, dumm und ausgeliefert.

Ein gewichtiger Grund

Ich brauchte kein Becken für das Pinkeln, der Katheter saß noch richtig, aber für »number two«[4], wie die Amerikaner sagen, war es notwendig. Dieses Thema ist schon sehr intim, es spielt aber eine so große Rolle im Krankenhaus, eine regelmäßige Verdauung zu haben, dass ich hier nochmals darauf eingehen möchte.

Am zweiten Tag auf der neuen Station, das Becken unter dem Gesäß, wollte es nicht so recht klappen, trotz des Medikaments, welches ich bekam, um die Sache zu erleichtern. Ich spürte, dass meine Beckenboden- und anderen Muskeln in der flach liegenden Position, mit lang ausgestreckten Beinen, sehr angespannt waren. So konnte es kaum klappen. Meine Liegeposition an sich war also das Problem. Wenn ich doch nur die Beine aufstellen könnte, das würde Entspannung bringen, und der Prozess des »Toilettengangs« wäre zügig beendet. Ich klingelte also, jemand musste mir die Beine aufstellen. Diesmal stand eine andere Fachkraft vor mir.

»Ja, was ist, Frau Henning?«

»Ich würde gerne die Beine aufstellen, damit der Stuhlgang besser klappt, würden Sie mir helfen?«

Die Krankenschwester muss ausgesprochen gestresst gewesen sein, denn ihre Wortwahl war recht schroff: »Was hat denn Beineaufstellen mit Kacken zu tun?«

Ich war von ihrer Art so überrollt, dass ich mich gleich geschlagen gab. »Entschuldigung«, flüsterte ich. »Ich komme klar. Danke.«

Ich habe ihr inzwischen verziehen, nicht jeder hat ein spezifisches Wissen über die Beckenbodenmuskulatur – oder über Analsex! Aber für alle mit Interesse an Analsex: Diese Sexualvariante funktioniert am besten mit angezogenen Beinen bei der empfangenden Person! In dieser Position lassen wichtige Muskeln nämlich von alleine nach.

Körperliche Engpässe

Bald begann ich zu üben, die Beine mithilfe meiner Arme aufzustellen, indem ich an der Jogginghose zog, die mir bei der Verlegung angezogen worden war. Immer weiter hievte ich die Beine nach oben. Etwas mehr als einen Tag brauchte ich dazu, dann konnte ich die Beine auf diese Art hochstellen. Nach einigen weiteren Tagen auch ohne die Hilfe meiner Hände. Ich nutzte die ausgiebige »Leerzeit« in meinem Leben, eigene physiotherapeutische Übungen auszuführen. Besuche bekam ich kaum, sie wären mir auch zu viel gewesen. Einzig mein Sohn kam zweimal auf dieser neuen Station vorbei.

Oft war mein Problem, dass mein Körper wie eine Art Stoffpuppe agierte, es fehlte an Muskelspannung. Ich rutschte, bewegungsschlaff, wie ich war, im Bett immer herunter, bis ich irgendwann wieder flach dalag und mit meinen eins sechsundsiebzig gegen das Fußende stieß. So zusammengekrempelt, ohne Möglichkeit, alleine wieder hochzukommen, wartete ich darauf, dass ich klingeln mochte. Irgendwann musste ich! Je nach Glück und vollkommen abhängig davon, wer hereinkam, wurde ich wieder positioniert – manchmal auch ohne schlechtes Gewissen, gestört zu haben. Es fühlte sich einfach so viel besser an, dass ich es irgendwann als »Patientinnenrecht für die Genesung« verbuchte.

Bis heute aber irritiert mich der Satz, den die Pflegekräfte häufig sagten: »Ich weiß nicht, was mit Ihnen ist, Frau Henning! Sie sind ja wieder nach unten gerutscht!«

Meine Antwort wäre jetzt: »Ich weiß nicht, was mit Ihnen ist! Haben Sie bisher niemanden nach einem Koma gepflegt?«

Das schiebt die Verantwortung wieder an die richtige Stelle!

Taube Stellen und Dellen, Nägel wie Krallen

Meine eingeschränkten Körperfunktionen bedrückten mich am meisten, trotzdem tat auch das, was ich sah, als ich das erste Mal wieder einen Spiegel in die Hand bekam, weh. Ich hatte eine freundliche Schwester danach gefragt, ob sie vielleicht einen kleinen Handspiegel auftreiben könne.

Ich schaute mich an. Was war da alles gewachsen! Haare auf der Oberlippe, unangenehm lang! An einigen Stellen waren sie gebündelt und hell, obwohl ich von Natur aus dunkelhaarig bin. Ich konnte auch Rötungen im Gesicht erkennen. Überall sah ich kleine Stellen und Wunden. Die linke Seite des Kinns war geschwollen – und gefühllos, irgendwie taub. Das hatte ich aber schon direkt nach dem Extubieren festgestellt, die Ärzte auch. Als nämlich ein Arzt am späten Nachmittag in mein Zimmer gekommen war, erwähnte er eine größere rötliche Schwellung am Kinn. Sie war so auffällig, dass man entschied, einen Ultraschall davon zu machen. So sollte ausgeschlossen werden, dass sich etwas Beunruhigendes »darunter« befand. Bevor der Arzt mein Zimmer verließ, zeichnete er mit einem Filzstift einen Ring um die geschwollene Stelle, damit eventuelle Veränderungen auffallen würden. Der dicke, schwarze Kreis am Kinn war schnell gemalt. Mittlerweile, nach mehr als vier Monaten, ist die Schwellung fast verschwunden, die Gefühllosigkeit aber nicht. Seit einigen Wochen juckt es in dem Bereich leicht, ich hoffe, es liegt daran, dass gerade kleine, feine Nervenbahnen wie Signalfäden über die »tote Stelle« sprießen. Das Gefühl würde dann wieder-kommen. Ich kenne das von meiner Hirnoperation, wo ich auf dem Kopf einen ähnlich tauben Bereich hatte. Alles besserte sich mit der Zeit, ganz kehrte das Gefühl aber nicht zurück. Übrigens erklärte mir der Arzt nach seiner künstlerischen Tätigkeit am Kinn, dass es genau die Stelle sei, wo sich der Tubus befunden hätte, wenn ich sechzehn Stunden auf dem Bauch lag. Da seien, durch das Gewicht meines Kopfs, Nervenbahnen gedrückt und die Durchblutung herabgesetzt worden.

Nachdem die Schwellung immer weiter zurückging, entwi-ckelte sich auf einmal eine kleine Delle nach innen, wie bei einem Auto, das irgendwo gegengefahren ist. Die Delle ist noch da. Sie ist wie ein Schatten, sichtbar, wenn ich vor einem Spiegel stehe – oder wenn ich Geschäftstermine per Zoom erledige! Ich werde sie neugierig weiter beobachten und tue so, als würde mich das nicht sonderlich beunruhigen, so »zerschlagen« herumzulau-fen. Auch habe ich schon eine »Beule nach innen«, und zwar seit meiner Hirnoperation, nämlich dort, wo sie meine Kopfhaut und einige Muskeln durchtrennten, um durch den Knochen ins Gehirn zu kommen. Der Musculus temporalis auf der rechten Seite meiner Schläfe ist seitdem so gut wie verschwunden. Das sieht aus, als wölbte sich mein Schädel dort leicht nach innen, weil auf der anderen Seite der Muskel noch da ist. Ich bin also »seitenschief«, das fällt aber nur auf, wenn man genau hinschaut. Ich trage einen Pony, deshalb »verspielt« sich das. Insgesamt wäre ich mittlerweile eine gute Inspiration für Picasso gewesen.

Zurück zum Taschenspiegel im Krankenhaus! Kurz gesagt: Mein Gesicht hatte mich wirklich verwundert. Es hatten sich auch merkwürdige braun-grüne Flecke hier und da im Gesicht entwickelt, die anders aussahen als typische Altersflecken. Was für ein Mist!

Aber es sollte noch mehr hinzukommen. Seit fast vier Wochen hatte ich nicht geduscht, keine Haare gewaschen oder andere körperliche Hygienemaßnahmen betrieben. Meine Nägel sahen aus wie Hexenkrallen, sie fühlten sich dicker als vorher an und hatten eine leichte Biegung nach innen entwickelt. Nägel sind

Platten aus harten Hornzellen, die das Greifen und den Umgang mit kleinen Gegenständen erleichtern sollen. Sie schützen Zehen- und Fingerspitzen vor Verletzungen. Im Grunde sind Nägel also Verlängerungen der Haut. Ein Nagel ist ungefähr 0,75 Millimeter dick und trotzdem noch biegsam. Unter einigen meiner Nägel schien Blut oder Dreck zu kleben. Als ich es ansprach, erhielt ich die Erklärung, man nutze ja kein Wasser auf der Intensivstation, nur sterile Einmalwaschtücher. Ah! Wegen der Infektionsgefahr. »Bald werden Sie auf die Normalstation verlegt, Frau Henning, da haben die Fachkräfte ganz andere Möglichkeiten. Sie können auch wieder duschen.«

Ich notierte mir im Kopf, dass sich mein Leben bald ändern würde. Ich könnte meine Nägel säubern und schneiden, meinen Körper und meine Haare mit Wasser waschen. Auch würde ich Menschen begegnen, die nur Masken trugen und nicht das ganze Tarnkleidungsprogramm. Und das Personal hätte mehr Zeit, wie mir gesagt wurde. Letzteres sollte sich als Märchen herausstellen. Gibt es überhaupt eine Station in einem Krankenhaus, auf der genug Personal ist, sodass nicht zu wenige zu viele Kranke be- treuen? Kein Wunder, wenn Krankenhausangestellte in diesem System manchmal gestresst sind.

Was war da im Koma passiert?

Im Nachhinein war das Gefühl, zwölf Tage »aus dem Leben« genommen und völlig von anderen abhängig zu sein, ziemlich unheimlich. Ebenso: Warum funktionierten gewisse Muskeln und Nerven nach dem Koma nicht wie vorher? Was war es genau? Hatte es einen Namen? Ja, hatte es!

Mich hatte die häufig vorkommende Nerven- und Muskel- schwäche nach einer Langzeitbeatmung getroffen. Viele Kranke weisen nach einer solchen intensivmedizinischen Behandlung ähnliche Symptome auf, ihnen hat man den Namen Critical-Ill- ness-Polyneuropathie oder Critical-Illness-Myopathie gegeben. Nerven und Muskeln sind beschädigt, die Beweglichkeit ist meist eingeschränkt. Entscheidend dabei ist die Langzeitbeatmung und nicht, wie in meinem speziellen Fall, das COVID-19-Virus selbst. Noch nie hatte ich davon gehört oder darüber etwas gelesen.

Fieberschub

In meinem Entlassungsbericht las ich Folgendes: »In der Nacht zum 30. 11. 2021 kam es einmalig zu einem Fieberschub mit begleitender Tachykardie und Hypotonie. Sonografisch ließ sich ein Harnverhalt darstellen, sodass eine Katheterneuanlage erfolgte. Wir entschlossen uns zur Entnahme von Blutkulturen sowie zu einem anschließenden Wechsel von ZVK und arteriellem Zugang.« Was hieß: Ich hatte plötzlich Fieber, und ein Problem mit der Blase trat auf, woraufhin der Katheter ausgetauscht wurde. Auch die Zugänge wurden neu gelegt und eine Blutprobe gemacht. Was sich so entschieden las, verbarg einiges mehr. Ich hatte eine Sepsis bekommen, die sich leider zum septischen Schock entwickelte. Bis dahin hatte die Behandlung fokussiert meine Lungenfunktion geboostert, der zweite Notfall war der septische Schock. Erst im Nachhinein realisierte ich, wie nahe ich dem Tod dadurch gewesen war.

Ein grässlicher Schock!

Bei dem septischen Schock kam es zu einem starken Blutdruckabfall, die Maschinen müssen Alarm geschlagen haben. Mein Kreislauf war gefährlich instabil geworden, man gab mir Noradrenalin, was aber nicht ausreichend war. Die Ärzte kämpften um mein Leben, schließlich gaben sie mir, als ultimative Behandlung, Hydrocortison. Es konnte eine Kreislaufstabilisierung erreicht werden. Ich sehe es vor mir, wie mehrere Personen über einen Körper gebeugt stehen und jemand mit der rettenden Spritze versucht, den Kreislauf »in die Luft zu jagen«. Ein befreundeter Arzt hat mir später bestätigt, dass es sich wohl so zugetragen habe, während er besorgt dreingeschaut und schnell gemeint hat: »Ja, aber jetzt freuen wir uns, dass du noch da bist!«

Ich war »fast gestorben« und »in letzter Sekunde gerettet worden«. Immer wieder, so wie in meinen Koma-Träumen.

Über den septischen Schock zu schreiben war überraschend schwer für mich. Es sind Tränen geflossen. Vielleicht denken Sie, dass ich einfach nicht mehr in den Entlassungsbericht reinschauen sollte. Das tue ich auch fast nicht mehr, aber eine realistische Auseinandersetzung damit hat mir bei der Bewältigung der Erlebnisse sehr geholfen. Niemand aus der Klinik hatte mir gegenüber jemals ein Wort darüber verloren – auch nicht zu den Folgen eines septischen Schocks. Ich habe deshalb gegoogelt.

Die Sepsis, früher sagte man Blutvergiftung dazu, ist trotz modernster Medizin die dritthäufigste Todesursache in Deutschland. Eine bakterielle Sepsis entwickelt sich meist rasch, manchmal innerhalb weniger Stunden, aus einer anfangs nicht selten harmlos aussehenden Infektion. Gefährlich ist aber der septische Schock, der sich aus der Sepsis entwickeln kann, ein kritischer Zustand, der häufig zum Tode führt. Dabei kommt es unter anderem zu einem extremen Blutdruckabfall. Das Herz versorgt die stark erweiterten Blutgefäße nicht mehr ausreichend mit Blut: Der Körper wird ungenügend mit Sauerstoff versorgt, so werden Organe nicht richtig durchblutet, es kommt zum Organversagen.

Zur Blutdruckerhöhung werden dann sogenannte vasopressorische (gefäßverengende) Substanzen gegeben, wie bei mir. Bei einer Sepsis zählt wirklich jede Minute. Wenn die Behandlung bereits in der ersten Stunde beginnt, überleben 90 Prozent. Nach fünf Stunden sind es noch um die 60 Prozent, nach sechsunddreißig Stunden schafft es nur jede(r) Fünfte. Durch die Elektroden am Körper und die vielen Blutkontrollen wurde die Sepsis bei mir gleich »gegriffen« und mit massiven intensivmedizinischen Bemühungen bekämpft. Womöglich haben die bei mir Folgeschäden hinterlassen, mit denen ich heute noch zu kämpfen habe, nämlich meine Nerven- und Muskelschädigungen.

Es dauert sehr lange, sich sowohl vom Koma als auch vom septischen Schock zu erholen. Jeder Tag auf der Intensivstation erfordert etwa eine Woche Erholung. Zwölf Tage Koma und noch länger auf der Intensivstation wären dann mindestens zwölf Wochen für meine Genesung. Es ist jetzt Mitte April, inzwischen sind fast fünf Monate vergangen, und ich brauche immer noch Physiotherapie. Meine Beine und mein Rumpf sind noch nicht in Topform. Der Bikini-Po muss warten.

Und wie kommt es zu einem septischen Schock? In den meisten Fällen wird er von Krankenhauskeimen ausgelöst! So langsam beginne ich den ärztlichen Rat zu verstehen, den ich so oft gehört habe: Halten Sie sich von Krankenhäusern fern!

Eine Lungenarterienembolie[5] gab es bei mir auch. Dazu möchte ich nichts mehr sagen … Nur: Ich weiß nun, wie krank ich war, und kann so auch besser verstehen, wieso die Genesung derart lange dauert.

Schwarz auf weiß

In meinem Entlassungsbericht stehen folgende Diagnosen: Critical-Illness-Polyneuropathie und Critical-Illness-Myopathie. Meine Muskeln und Nerven sind geschädigt. Die Medizin kann aber nicht so genau erklären, wieso dies alleine durch ein Koma passiert oder durch den septischen Schock. Ich habe mir irgendwann eine greifbare Erklärung zurechtgelegt: Das Gehirn ist faul.

In den Neunzigerjahren studierte ich Neuropsychologie, und immer mehr interessierte ich mich für die Arbeitsweise unseres Gehirns. Das Gehirn ist wirklich faul. Zwar nutzt es mehr Energie, als seine Größe es eigentlich zulässt, so nimmt es 2 Prozent des Körpers ein, verbraucht aber ganze 20 Prozent unserer Gesamtenergie. Doch davon soll man sich nicht täuschen lassen, es liebt seinen gewohnten Trott, ist eine Couch-Potato. Wenn man also im Koma bewegungslos liegt, warum sollten Arme und Beine dann gut versorgt bleiben? Beides braucht man im komatösen Liegen nicht. Den Rumpf auch nicht. Da schraubte mein Gehirn wohl, um effizient zu sein, die Versorgung herunter, indem es den Stoffwechsel veränderte. Dazu passt auch die Tatsache, dass bei jemandem, der beatmet wurde, es manchmal nicht auf Anhieb gelingt, die eigene Atmung nach dem Koma in

Gang zu bekommen. Das Gehirn hat dann auch die Atmung »ausgestellt«, die Arbeit macht ja jetzt eine Maschine – wieder was gespart. Bei mir lief das Aufwachen problemlos, ich konnte sofort selber atmen. Die Kranken, bei denen es nicht so ist, werden nach der Entlassung in sogenannte Weaning-Zentren[6] verlegt, um das selbsttätige Atmen wieder zu lernen. Was hätte alles schiefgehen können!

Vielleicht sollte ich nicht mehr über all das nachdenken, aber ich möchte verstehen, was mit mir geschah.

Wieder schlucken lernen

Noch am 6. Dezember sagte mir mein Lieblingspfleger: »Frau Henning, die Ergotherapeutin kommt am frühen Nachmittag vorbei und wird mit Ihnen das Schlucken üben, danach können wir so langsam die künstliche Ernährung abstellen und zum normalen Essen übergehen. Damit können Sie auf die Normalstation!« Er informierte mich mit einem Lächeln, es waren anscheinend gute Nachrichten. Aber warum sollte ich nicht schlucken können?

Beim Schreiben googelte ich »Schlucken Ergotherapie« und wurde fündig. Das Schlucken von Speisen und Getränken funktioniert im Allgemeinen, ohne dass wir darüber nachdenken. Durch ein Koma kann der komplexe und halbreflektorische Vorgang des Schluckens aber empfindlich gestört werden, man spricht in diesem Fall von einer Schluckstörung oder Dysphagie. Mit Schluckstörungen kommt kein Mensch auf die Normalstation! Das ist gut so, wie ich inzwischen weiß.

Die Frage des Tages war also: »Schlucken können oder nicht schlucken können?« Sollte ich nicht dazu in der Lage sein, wäre das erste Ziel, die Schluckfähigkeit zu erlangen und in Folge die Ernährungsaufnahme zu üben.

Um die Körperfunktion Schlucken zu testen, muss der Patient oder die Patientin konzentriert und aufmerksam sein. Bei einigen frisch aus dem Koma Aufgewachten besteht eine gewisse Konfusität oder sogar ein Delir, ein Verwirrtheitszustand. Studien legen nahe, dass sich bei mehr als 80 Prozent der Beatmeten ein Delirium entwickelt! Rebecca von Haken, Oberärztin der Anästhesiologischen Universitätsklinik Heidelberg, sagt dazu: »Das Delirium ist ein Organversagen.« Einige Neurotransmitter, also Botenstoffe, die Erregungen von einer Nervenzelle zur nächsten weiterleiten, sind aus der Balance geraten. Das war bei mir nicht geschehen. Ich konnte mich in diesem Leben (und anscheinend auch in meinem neuen) gut auf meine Synapsen verlassen. Das Einzige, was ich nach dem Aufwachen spürte, war Unkonzentriertheit. Doch die konnte eher den Medikamenten zugeschrieben werden und nicht einer Dysfunktion des Gehirns. Dazu hatte ich aber eine Tendenz zum Größenwahn. War ich wieder gesund, wollte ich dem Krankenhaus helfen, Roboter zu besorgen, die Menschen im Koma bewegten. Oder ich stellte mir etwas Rotierendes vor, ein rotierendes Krankenbett, in dem festgeschnallte Kranke in der Luft herumgedreht wurden, wie in dem Airwolf auf dem Hamburger Dom.

Tatsächlich gibt es rotierende Krankenbetten, wie Louis herausfand, hoch technisierte Betten, die Patienten und Patientinnen, die lange liegen müssen, bewegen. So wird das Risiko für Folgeschäden gesenkt. Durch die Bewegung wird das Gehirn animiert, weniger körpereigene Systeme herunterzufahren (so meine Theorie, die Sie ja inzwischen kennen).

Doch zurück zur Ergotherapie. Ich war wach und aufmerksam, aber ich sollte auch stabil aufrecht sitzen können. Das war schwieriger. Die Ergotherapeutin sorgte aber bei den ersten Schluckübungen dafür, dass ich angelehnt und gut von Kissen gestützt im Bett saß. Worum es konkret bei den Schluckübungen geht? Um die Kontrolle von Mund, Zunge und Atmung, auch darum, schnell und kraftvoll zu husten, falls es zu einem Verschlucken kommt.

Es war soweit! Die Ergotherapeutin war vielleicht Anfang dreißig, hatte blonde Haare, die sie zusammengebunden trug, und unglaublich blaue Augen – ich musste sie förmlich anstarren! Ihre Freundlichkeit überraschte mich so sehr, dass ich gleich nach ihren ersten Sätzen weinen musste.

»Frau Henning, was ist denn los?«, fragte sie besorgt hinter ihrer Maske.

»Sie sind so nett zu mir«, antwortete ich.

»Sind die anderen nicht nett?«

Dieser Satz hat sich in mir eingebrannt. Ich schüttelte den Kopf und schluchzte weiter. Der Schmerz kam raus, ich hielt mich diesbezüglich nicht mehr bedeckt. Auch dafür gibt es eine Erklärung. Bei traumatischen Erlebnissen sorgen bestimmte Systeme im Gehirn dafür, dass der Mensch nur so viel spürt, wie gerade toleriert werden kann. Erst nach und nach tauchen Erinnerungen auf, nämlich dann, wenn das Gehirn meint, dass schwere Verletzungen oder Erlebnisse nun verkraftet und bearbeitet werden können. Die junge Ergotherapeutin löste in mir ein sicheres Gefühl aus, und schon öffneten sich die Schleusen.

Sie gab mir ein Taschentuch und half mir, meine Tränen wegzuwischen. Währenddessen sprach sie leise und wohlwollend.

»Das tut mir leid«, sagte sie. »Jetzt bin ich aber da, und wir nehmen uns alle Zeit der Welt.«

»Sie haben Zeit?«, fragte ich verwundert.

»Natürlich. Wie sollten Sie ansonsten in Ruhe lernen, wieder zu schlucken? Das braucht Zeit.« Sie erklärte mir, dass wir mit einem bestimmten »Dicksaft« beginnen würden, denn dünne Getränke könnten sehr viel leichter »in den falschen Hals geraten«. Dann zeigte sie auf das Glas mit einem dicken, gelben Saft vor mir auf dem Tisch. »Versuchen Sie mal, einen Schluck zu nehmen.«

Ich griff nach dem Glas und merkte, dass meine Hand noch nicht die Kraft hatte, es zu heben.

»Oh!«, meinte die Ergotherapeutin. »Ich helfe Ihnen …« Behutsam legte sie ihre Hand um meine, und zusammen hoben wir das Glas zum Mund. Ich nahm einen Schluck, und gefühlt befand ich mich in einem Luxusrestaurant. Der Saft schmeckte dermaßen gut, und wunderbar kühl war er auch noch.

»Davon kann man abhängig werden!«, sagte ich. »Ich möchte noch einen Schluck.«

»Sie werden davon nicht abhängig, Frau Henning«, entgegnete die Therapeutin.

Wir übten weiter, und am Ende der Trainingseinheit war klar, dass ich absolut keine Schluckprobleme hatte. Zumindest was Flüssigkeiten anging. Wir vereinbarten, dass ich beim nächsten Mal versuchen sollte, kleine Stücke Brot zu essen. Die Arbeit mit dieser Ergotherapeutin hat mich emotional gerettet, sie hat meine restlichen Tage auf der Intensivstation viel heller gemacht.

Mein erstes Mal

Am darauffolgenden Tag, es war der 7. Dezember, sollte ich mithilfe eines Physiotherapeuten und der Ergotherapeutin auf der Bettkante sitzen. Was sich so simpel anhört, war ja schon vor dem Koma schwer gewesen. Ich mochte da nicht sitzen, war jeden Morgen komplett außer Atem geraten. Immerhin konnte ich aber damals aus eigener Kraft sitzen.

»Hallo, Frau Henning, wollen wir auf die Bettkante?« Es war der Physiotherapeut, der seine braunen Haare zum Man Bun gebunden hatte, der mit der Ergotherapeutin ins Zimmer kam.

Super Frage, ich wusste nicht im Geringsten, wie ich aus dem Liegen auch nur in die Nähe der Bettkante kommen sollte, geschweige denn, wie ich es von dort ins Sitzen schaffte. Meine Arme, Beine und der Rumpf waren nicht wirklich für Bewegung bereit.

Ich sagte das auch, und der Therapeut meinte: »Wir helfen Ihnen. Erst fahren wir das Kopfteil hoch, dann greife ich Ihnen unter die Arme und halte Sie.«

»Okay …«, erwiderte ich zögernd, denn ich fand das Unterfangen gar nicht gut. Wieso konnte ich nicht optimistisch mitmachen? Niemand stirbt vom simplen Sitzen, besonders nicht auf der Intensivstation! Mein Warnsystem im Gehirn sah es aber anders. Irgendetwas in mir war zutiefst verunsichert. Die Aufgabe, die mir gestellt wurde, erschien mir unlösbar, dabei fuhr der Therapeut aber schon das Kopfteil hoch.

Da saß ich dann angelehnt. Er nahm meine Beine und ließ sie, so gut es ging, über die Bettkante hängen, anschließend griff er mir unter die Arme, sodass wir meinen gefühlt schweren und schlaffen Körper zusammen zur Bettkante wuchten konnten. Danach ließ er mich los! Von wegen: »Ich halte Sie.« Ich fiel in der gleichen Sekunde seitlich zurück ins Bett. Die Ergotherapeutin sah dies, ihr tat die Situation aufrichtig leid. Das Umkippen war ein vollkommen unnötiges und beschämendes Erlebnis. Immer wieder suchte ich ihren Blick, als könnte sie meine Wahrnehmung irgendwie bestätigen oder würde mich aus der peinlichen Lage retten. Der Physiotherapeut lächelte und wollte gleich den nächsten Versuch starten. Was für ein Unterschied es doch gewesen wäre, wenn mir vorher jemand gesagt hätte, wie schwierig es werden könnte zu sitzen. Ich hätte es unbedingt versuchen und beweisen wollen, dass es geht. Ich hätte Elan entwickelt. Jetzt war ich komplett überrascht, überfordert und produzierte Panikattacken.

In meiner Praxis spreche ich häufig über den Beckenboden und werde von nicht wenigen Männern verwundert gefragt, ob sie denn auch einen hätten, das sei doch eher was für Frauen. Meine Antwort ist dann immer die gleiche: »Wenn Sie keinen Beckenboden hätten, könnten Sie nicht sitzen, Sie würden wie ein nasser Sack vom Stuhl gleiten!« Dabei führe ich es meist vor, wie der Körper schlaff in sich zusammenfällt und vom Sofa gleitet. Dies löst meist ein verwundertes Lächeln aus. Nun war mir aber genau dies passiert, mein Körper war Gelee. Ich konnte nicht mehr eigenständig sitzen! Das war nicht komisch.

Der Therapeut half mir sofort wieder hoch und bat mich, diesmal den Beckenboden bewusst anzuspannen – und schon saß ich da. Wackelig. Ich schwankte gefährlich hin und her und wartete nur darauf, wieder umzukippen. Ich stützte mich mit den Armen ab, ohne wäre es nicht gegangen. Dabei war ich völlig außer Atem, begleitet von Schweißausbrüchen. Wir mussten deshalb auch die Therapieeinheit beenden. Und die Ergotherapeutin musste ihre Pläne ändern, denn eigentlich hätte ich von der Bettkante aus zu einem Stuhl gelangen sollen, wo ich sitzend erste feste Bisse hätte wagen sollen. Wir vertagten diese Übung.

Ich lag wieder auf dem Rücken im Bett und versuchte meinen

Atem zu beruhigen. Es war furchtbar gewesen, aber etwas Positives war auch geschehen. Ich war erleichtert, dass ich mitgemacht hatte, und sicher, dass am nächsten Tag alles gut weitergehen würde. Es fühlte sich an, als hätte ich einen sehr wichtigen Schritt gemacht, eine Schwelle überschritten, als hätte ich eine große Hürde überwunden. Ich hatte Hoffnung bekommen, und das sagte ich auch den beiden Therapeuten.

Das zweite Mal

Es war so weit, ich sollte zum zweiten Mal an die Bettkante. Das Kopfende wurde hochgefahren, die Beine über die Seite gehängt, der Therapeut griff unter meine Arme – und schon saß ich wieder. Etwas sicherer als am Tag davor.

»Jetzt wollen wir mal aufstehen, Frau Henning.«

»Wie? Aufstehen? Das geht nicht«, hechelte ich.

»Doch, wir versuchen das.«

»Ich möchte es nicht, das spüre ich am ganzen Körper. Bitte nicht!«

»Sie müssen es machen, Frau Henning. Sie wollen doch wieder aus dem Bett kommen.«

»Ich kann es nicht, ich weiß nicht, wie …« In mir war ein klares Gefühl, dass es nicht klappen würde. Es war, als ob sich rein gar nichts in Bewegung setzte, wenn ich die Kommandos zum Aufstehen gab. Mein Körper gehorchte nicht, da war ein blinder Fleck im Gehirn. Ich atmete schnell, und die Panik in mir wurde immer größer. Die Ergotherapeutin gab mir die Flasche für Atemübungen, die sie am Vortag mitgebracht und auf dem Beistelltisch hinterlassen hatte. Ich sollte zur Beruhigung einige Male in das etwa einen Zentimeter dicke Plastikrohr, das wie ein Strohhalm in der Flasche steckte, pusten. Am Boden der Flasche war Wasser, und durch das Pusten, durch diesen Widerstand wird eigentlich die Lunge trainiert. Nun ließ mich dieses Tun aber auch ruhiger werden. Durch die Aktion wurde der entspannende Teil des Nervensystems aktiviert, der Parasympathikus. Ich nutze ähnliche Atemübungen in meiner Arbeit.

Bevor die Ergotherapeutin mir die Flasche gegeben hatte, war ich hochgradig im Sympathikus unterwegs gewesen, befand mich also im Flucht-und-Angriffs-Modus. Da ich aber weder flüchten noch angreifen konnte, begann ich zu dissoziieren. Ich hing an diesem Morgen drei-, viermal an der Flasche, bis ich irgendwann so weit war, den Versuch konzentriert zu starten, zum bereitstehenden Stuhl zu kommen. Es fühlte sich leider nicht so an, als würde es gelingen. So war es dann auch. Am Ende stand ich nicht selber auf, sondern der Therapeut hob mich hoch und trug mich rüber. Anders wäre es nicht gegangen.

Auf dem Stuhl musste ich wieder in die Flasche pusten, um eine Panikattacke in den Griff zu bekommen. Es war grausam. Schließlich kehrte aber Ruhe ein, und ich schaffte es, mit Bedacht erste kleine Happen Brot zu essen, während ich förmlich darauf wartete, etwas in den falschen Hals zu kriegen. Das Ganze war einfach zu viel für mich und nicht ordentlich erklärt. Mir fiel der Satz ein: »Frau Henning, Sie sollen sich fordern, aber nicht überfordern. Das ist sehr wichtig!« Immer wieder sagten sie es mir, es war definitiv ein schmaler Grat. Während ich da nun saß, spürte ich, dass ich mich gerade eher überforderte, doch ich zwang mich, weiterzumachen. Die Ergotherapeutin beobachtete alles.

In der Zwischenzeit war die diensthabende Oberärztin ins Zimmer getreten. Sie fasste mir an die Stirn und meinte, dass ich ja ganz kaltschweißig sei und lieber eine Pause einlegen sollte, ich solle mich nicht überfordern. Eben! Ich nahm die Anregung an, gab ermattet auf und bat darum, ins Bett zurückkehren zu dürfen. Wieder trug mich der Physiotherapeut mehr oder weniger, meine Beine schleiften über den Boden. Dabei spürte ich zum ersten Mal und ganz deutlich die unerklärliche Schwere ab der Mitte meines Körpers bis nach unten. Ich wog gefühlt hundertfünfzig Kilo – und konnte mein Körpergewicht nicht mehr tragen. Dieses Gefühl sollte mich für ungefähr sechs Wochen begleiten. Dabei spürte ich auch einen großen Druck auf der Brust, der eine freie, tiefe Atmung verhinderte. Was war los? Ich war erneut zutiefst verunsichert, und niemand erklärte mir etwas.

Ich hoffe, Sie haben ein Bild von der Situation bekommen?

Junger, muskulöser Mann in enger weißer Hose und Turnschuhen trägt alte Frau mit schlaffen, dünnen Streichholzbeinen ins Bett. Humor beiseite: Ich wünschte mir, jemand hätte mich vorher darüber aufgeklärt, dass es womöglich schwer sein könnte, alleine zu stehen oder die Beine zu benutzen. Es wäre eine gute Vorbereitung gewesen. Stattdessen hörte ich: »Sie schaffen das, Frau Henning!« Immer wieder wurde mir versichert, dass es »gehen würde«. Mit Betonung auf »gehen«. Ha! Nichts »ging«. Was lieb und aufmunternd gemeint war, war derartig weit von der Realität entfernt. Ein etwas erfahrenerer und pragmatischerer Umgang mit den Gegebenheiten hätte mir den Schock ersparen können, beim Aufstehen so unvermittelt komplett körperlich zu versagen. Im Liegen war mir das längst bekannt.

Die Ergotherapeutin besuchte mich später auf der Normalstation und entschuldigte sich für die Überforderung in dieser zweiten Übungseinheit.

»Ich hätte eingreifen müssen«, meinte sie. »Das war definitiv zu viel, es tut mir leid.« Danke!

Übrigens kam an einem dieser Tage nach dem Aufwachen auch eine Neurologin vorbei, die mich – für einen Antrag an die Krankenkasse – untersuchen sollte. Es ging dabei um einen Rehabilitationsplatz. Ich kannte ihre Fragen aus der Zeit nach der Gehirnoperation, nur dass damals bei mir alles in Ordnung gewesen war. Diesmal kam nun heraus, dass ich als neurologische Patientin in die Reha sollte. Die Critical-Illness-Polyneuropathie sowie die Critical-Illness-Myopathie nach der Langzeitbeatmung wurden als Grund genannt, wie ich erst viel später im Entlassungsbericht lesen konnte: »Wir empfehlen intensivierte rehabilitative Maßnahmen in einer Facheinrichtung. Eine Entlassung in die Häuslichkeit ist bei nur langsamer Mobilisation nicht möglich.« Ich hatte es damals immer noch nicht verstanden, auch die Neurologin erklärte mir nichts. Warum sollte ich als *neurologische* Patientin in die Reha? Was war los? Verdammt!

In dem Bericht folgte gleich darauf der Satz: »Der Blasenkatheter wurde zunächst belassen, da sich Frau Ann-Marlene Henning bisher nicht selbstständig zum Toilettengang mobilisieren konnte.« Das Wort »selbstständig«, wie es in den Satz eingebaut war, implizierte, dass ich den Gang zur Toilette mir selbst hätte beibringen sollen. Gemeint war wohl, dass man mich nicht zum »selbstständigen Toilettengang« mobilisieren konnte. Faktisch stimmte beides. Denn wie sollte das möglich sein, wenn ich nicht gehen konnte?

Schöne Weihnachten

Als ich dann innerhalb des Intensivbereichs am späten Nachmittag des 8. Dezembers für knapp drei Tage auf die andere Station verlegt worden war, betrachtete mich das Personal als eine Patientin, die eh in wenigen Tagen auf die Normalstation kommt. Es war wie beim Transitbereich am Flughafen: »Gleich sind Sie weg, Frau Henning.«

An meinem letzten Abend auf der zweiten Intensivstation gab es wohl eine Art Weihnachtsparty, ich hörte alle lachen, und ich konnte leckeres Essen riechen. Das erinnerte mich schmerzhaft daran, dass ich selbst so lange nicht an solchen geselligen Zusammenkünften hatte teilnehmen können. Ich hatte mir die Weihnachtszeit in diesem Jahr besonders schön vorgestellt, zum ersten Mal wollten wir sie in unserem Haus in Dänemark verbringen. Nun lag ich alleine im Zimmer. Erst sehr spät, so gegen zweiundzwanzig Uhr, kam jemand, um mir die abendliche Thromboseprophylaxe zu spritzen. Die Ärztin half mir auch, mich gut hinzulegen, zudem deckte sie mich zu. Meine Bettdecke war verrutscht gewesen, ich hatte es selber nicht geschafft, sie über mich zu ziehen, und hatte deshalb gefroren. Mir wurde warm, auch durch die Vorfreude, dass ich morgen auf der Normalstation sein würde. Hoffentlich würde ich auch bald nach Hause fahren können. Ohne Schuldvorwürfe stellte ich fest: Intensivstation-Mitarbeiter und -Mitarbeiterinnen sind wie Handwerker in der Autowerkstatt: Sie tun, was getan werden muss. Und haben damit mein Leben gerettet. Eine Psychologin erklärte es mir später. »Und es gibt für die Fachkräfte keine Supervision.« Na dann.

Verabschiedung

Es war so weit, ich sollte die Intensivstation verlassen. Die Vorbereitungen waren voll im Gange. Ich wurde gewaschen und bekam ein frisches Hemd, diverse Schläuche und Zugänge wurden entfernt und meine Sachen zusammengepackt. Ich freute mich unendlich, dass ich es geschafft hatte, dieser Station den Rücken kehren zu können. Ach ja, bei dem Zugang am Arm mussten die Fäden gezogen werden. Autsch! Danach wurde ein Druckverband angelegt, nach zwanzig Minuten sollte er entfernt werden. Der war sechs Stunden später noch da, bis ich darum bat, dass man ihn doch bitte abmachen solle. Am Ende blieb allein der Zugang an der linken Seite meines Halses, der während meiner Sepsis gelegt worden war. Er zog zusammen mit mir auf die Normalstation. Meine Katheter auch: einmal der Blasenkatheter und als Zweites der Nasenkatheter für den Sauerstoff. Ansonsten gab es meine Handtasche, mein Handy und das Notebook, eine Plastiktüte mit schmutzigen Klamotten und eine Kaschmirjacke, die mir eine Freundin geschenkt hatte. Das war meine kleine Welt.

Die nächste Runde meines Aufenthalts konnte starten. Elf weitere Tage, die ich mit Nichtstun verbrachte, bevor es zur Reha ging. Der Antrag war gestellt. Es war Freitag, der 10. Dezember.

Trübsal blasen pur – auf der Normalstation
10.–20. Dezember 2021

Meine Tage auf der Normalstation waren um einiges entspannter als auf der Intensivstation und dennoch schwer zu ertragen. Zwar war meine COVID-19-Infektion vorbei, aber die Auswirkungen des Komas und des septischen Schocks waren gravierend. Ich wartete ungeduldig auf eine positive Nachricht über einen Reha-Platz, damit das Training, das ich bitter nötig hatte, endlich beginnen könnte.

Es ging mir gut, wenn ich nur liegen bleiben konnte. Und nichts anderes tun musste, als zu genesen. Aus der Entspannung wurde aber bald unfassbare Langeweile, und mir wurde klar, dass ich bis Weihnachten nicht wieder zu Hause sein würde. Eine schnelle Genesung meiner körperlichen Probleme war schlicht nicht möglich.

Ekelpaket

Mittlerweile hatte ich mehr als fünf Wochen nicht geduscht und keine Haare gewaschen. Ich war ein Ekelpaket! Zumindest war es ein ekeliges Gefühl. Ich versuchte dagegen anzugehen, indem ich mir von den Pflegekräften weiterhin die Haare kämmen und oben auf dem Kopf mit dem Gummi zusammenbinden ließ. Mein Kopf fing an zu jucken, ich hatte noch immer Haarspray von meinen Filmaufnahmen Anfang November in den Haaren! Jemand hatte mal Trockenshampoo für Patientinnen wie mich erwähnt. Aber eine Krankenschwester meinte: »Wir haben es da. Aber als ich es einmal benutzte, juckte die Kopfhaut schlimmer als vorher. Warten Sie lieber Ihre erste Dusche ab.« Ich nickte. Es war eine Wahl zwischen jucken … und jucken …

Mein Körper – ein Schlachtfeld

Die Haare waren nicht das einzig Irritierende. Meine Haut war überall dort, wo Elektroden oder Pflaster geklebt hatten, gerötet. Einige Stellen waren sogar mit einem dicken braunen Schorf bedeckt. Die Pflegekräfte versuchten immer wieder beim Waschen, diese Stellen mit großer Hartnäckigkeit zu entfernen, in der Meinung, es sei Kleber. Ich erklärte dann ziemlich harsch, dass sie dies gefälligst lassen sollten, es sei Schorf! Es tat weh, wenn sie daran herumschrubbten. »Lassen Sie es dran, bis es von alleine abfällt«, erwiderte ich, wenn ich freundlicher unterwegs war. Sie sahen dabei aus, als hätten sie solchen Schorf noch nie gesehen, was mich sehr verwunderte. Meist hörten sie aber sofort auf, sie hatten eh keine Chance: Ich bestimmte über meinen Körper!

Obwohl es weiterhin schwierig für mich war, auf der Bettkante zu sitzen, begann ich die Morgenhygiene alleine zu bewerkstelligen. Das war angenehmer, als wenn sie im Bett an mir herumfuchtelten. Man brachte mir dafür das warme Wasser in einer kleinen Schüssel, dazu mehrere Waschlappen und ein Handtuch. Nur den Rücken mussten die Pflegekräfte für mich übernehmen. Es wäre natürlich noch besser und vor allem privater gewesen, hätte ich alles im Badezimmer erledigen können, aber dazu reichten mein Atem und meine Beweglichkeit nicht aus.

Verstellung pur

Wie auf der Intensivstation stellten sie auch hier andauernd meine Sachen weg. Ohne zu fragen, legten sie meinen Laptop beiseite. Abgesehen davon, dass es nervig war, empfand ich es als groben Eingriff in meine Privatsphäre, von der ich ohnehin wenig hatte. Vorher fragen ginge doch auch, oder? Das gleiche Problem hatte ich mit dem frischen Trinkwasser, das morgens gebracht wurde. Ich platzierte die Karaffe und mein Glas so, dass ich leicht an beides herankam, ohne erst das Kopfende verstellen zu müssen. Jeden Morgen um sieben nahmen sie mir die leere Karaffe und das benutzte Glas vorne am Tisch weg und stellten die neue Karaffe und das neue Glas … woandershin! Nämlich auf den hinteren Teil des Tisches, mehr als eine Armlänge von mir weg. Bis heute habe ich nicht verstanden, wieso. Damit es schwierig bis unmöglich wird, alles zu erreichen? Ja, der Platz am vorderen Tisch sollte wohl frei fürs Essen sein, es hätte aber auch gereicht, wenn man meine Sachen nur kurz zur Seite gerückt hätte. Unmissverständlich gab ich dies kund, wobei das Personal nur überrascht tat. Dabei machen diese kleinen Dinge einen großen Unterschied.

Unterhaltung vom Feinsten

In der ersten Woche lag eine ältere Dame mit mir im Zimmer. Sie war eine angenehme Co-Patientin, denn sie schlief fast den ganzen Tag. Wenn sie wach war – oft nachts –, sorgte sie aber für unerwartete Unterhaltung. So schaute ich ihr neidisch zu, wie sie sich mühelos im Bett umdrehte und es mit einem Schwung schaffte, aus eigener Kraft ins Sitzen zu kommen. Dann griff sie sich ihren Rollator, um zur Toilette zu gehen. War der Rollator außer Reichweite deponiert worden – ja, auch das passierte mehrfach am Tag! –, war sie zu ungeduldig, um darauf zu warten, dass jemand kam und ihn wieder näher ans Bett schob. Auf wackeligen Beinen zog sie ohne Rollator los! Ich klingelte über die ganze Zeit, in der wir das Zimmer teilten, für sie, weil sie nie an ihre Klingel herankam. Meine lag direkt neben mir. Sie war meine Lebenslinie, die Sicherheit und der Kontakt zur Außenwelt. Niemand traute sich, *meine* Klingel wegzulegen. Ich hätte förmlich nach ihnen gebissen. Apropos Klingel: Das Telefon der alten Dame, welches die Tochter für ihre Mutter gemietet hatte, läutete sehr oft. Obwohl die alte Dame sich selbstständig bewegen konnte, war sie jedes Mal zu langsam oder sie schlief zu tief, um den Hörer abnehmen zu können. Ich weckte sie oft: »Achtung, Telefon für Sie!«, brüllte ich laut (sie war dreiundneunzig und schwerhörig). Meine Bettnachbarin murmelte daraufhin im Halbschlaf, dass sie eh nicht rankommen würde. Ich untertreibe nicht, wenn ich behaupte, dass sie es in der Woche, in der sie mit mir dalag, genau zweimal schaffte, das Gespräch anzunehmen. Sie telefonierte aber manchmal von sich aus, rief ihre Tochter um 3:30 Uhr nachts an. Wenn sie nämlich von der Toilette zurückkehrte und sich aufs Bett setzte, sah sie das Telefon und nahm es gleich in Benutzung. Das zum Thema nächtliche Unterhaltung. Die Nachtaktivität war allerdings auch von Vorteil, denn dann war ich schon wach und weniger genervt, wenn die übliche Frage der Nachtschwester um diese Uhrzeit kam: »Alles gut bei Ihnen, Frau Henning?« *Jede* Nacht, auch in der Rehaklinik.

Meine Standardantwort darauf war: »Mir ging es gut, bis Sie mich eben gefragt haben, denn jetzt bin ich hellwach!« Als ich dies meiner Mutter erzählte, einer ehemaligen Krankenschwester, meinte sie, damals sei sie leise ins Zimmer geschlichen und hätte vorsichtig gehorcht, ob ruhig geatmet wurde. So brauchte sie nicht fragen. Hut ab! Das war Rücksichtnahme. Und wieder verstand ich nicht die hiesigen Routinen. Schlaf ist doch für die Genesung wichtig, und die meisten Menschen erholen sich in einer Klinik nach schweren Krankheiten! Dafür braucht es Ruhe. Wie auch immer: Jegliche Störung bedeutete für mich, für den Rest der Nacht wach zu liegen und die dunkle Decke anzuschauen, bis um 7:00 Uhr die Kanne mit dem frischen Wasser gebracht wurde. Die Zeit krabbelte dahin …

»Stellen Sie es bitte da ab, wo die leere Karaffe gestanden hat!« Ich versuchte es immer wieder.

Eine halbe Stunde später wurde die Nachbarin gewogen. Sie landete jeden Winter mit dem gleichen Problem im Krankenhaus: Sie war entkräftet, aß alleine zu Hause zu wenig und nahm ihre verschiedene Pillen nicht – obwohl auch sie eine ehemalige Krankenschwester war. Ins Heim wollte sie partout nicht, ihre fünfzigjährige Tochter, eine Lehrerin, die es gewohnt war, Dinge in die Wege zu leiten, war am Verzweifeln. Im Krankenhaus war die alte Dame also, um zuzunehmen, um sich wieder zu stärken.

Das dafür nötige Wiegen war eine Studie für sich. Sie musste sich dafür auf einen Stuhl begeben, wo sie im Sitzen gewogen wurde. Dabei musste aber erst der Stuhl kalibriert werden, was bedeutete, dass die alte Dame immer wieder, noch im Halbschlaf, vom Stuhl aufstehen und sich wieder setzen musste. In acht Tagen hatte das zweimal geklappt. Meist mussten die Fachkräfte unverrichteter Dinge abziehen. Man muss sich wundern …

Als Nächstes wurden die Vitalwerte gemessen: Blutdruck, Temperatur und Sauerstoffsättigung. Dafür brachte man einen Rollwagen samt Technik ins Zimmer. Manschetten wurden für den Blutdruck am Arm angelegt, Sättigungsmesser an den Fingern, und ins Ohr steckte man ein Thermometer. In null Komma nichts waren die Pfleger und Pflegerinnen wieder draußen. Meine Werte waren alle hervorragend. Blutdruck 120/80. Kein Fieber. Und eine Sauerstoffsättigung, die bei 98 bis 99 Prozent lag. Bestens!

Und dann? Langeweile bis zum Frühstück. Langeweile bis zum Mittagsessen. Langeweile bis zum Getränk um vierzehn Uhr. Langeweile bis zum Abendbrot und bis zur Messung der abendlichen Vitalwerte. Zwischendurch noch für fünfzehn Minuten inhalieren. Zum Abschluss des Tages noch ein ewig langer Abend und eine noch längere Nacht.

Hand- und Beinsport

Ich nutzte die Zeit im Bett für sportliche Betätigung. Wenn schon nicht viel von Interesse passierte, konnte ich doch zumindest dafür sorgen, dass die Greifkraft in den Fingern und Händen besser wurde, versuchen, meine Zehen und Beine zu stärken. Wie diese Art von Sport geht? Mit den Händen habe ich Fäuste gemacht und sie wieder gelöst. Oder ich habe die Wasserkanne, auch als sie für mich noch sehr schwer war, mit beiden Händen gegriffen und mir eingeschenkt. Die Hände und die Unterarme haben dabei gezittert, aber mir ist es immer besser gelungen. Nach sechs, sieben Tagen wurden die Arme ruhiger, und ich konnte die Kanne mit einer Hand greifen, wenn es auch nach wie vor eine wackelige Angelegenheit war. Die Füße habe ich gegen das Bettende gepresst, sodass sich mein Körper im Bett ein wenig nach oben drückte, und dann wieder losgelassen. In den ersten Runden dreißigmal, später hundertmal. Mehrfach am Tag.

Als ich meine Beine wieder aufstellen konnte, machte ich alle möglichen und unmöglichen Übungen. Kam jemand herein, war die Überraschung groß: »Frau Henning, Sie sehen ja lustig aus, mit den Beinen so weit oben in der Luft.« Ja, man tut, was man kann. Eine Übung war, im Liegen ein Bein auf ein aufgestelltes Bein zu legen – fast auf dem Knie –, also wie ein halber Schneidersitz im Liegen. So dehnte ich das obere Bein, indem ich es von mir wegdrückte. Danach folgte die andere Seite. Auch mehrfach am Tag. Ich weiß nicht, welche Wirkung dieser Sport gehabt hat, ich habe ihn einfach gemacht, weil ich eh nichts zu tun hatte.

Für diese kleinen Übungen musste ich tagsüber das Bett kürzer machen lassen, damit ich im Sitzen unten mit den Zehen gegenkommen konnte. Für die Nacht brauchte ich die Überlänge, weil ich im Liegen ansonsten andauernd gegengestoßen wäre. Wie bei allen Wünschen gab es fast jedes Mal eine kleine Diskussion darüber, immer wieder musste ich mich rechtfertigen, warum die Bettlänge morgens und abends verändert werden musste. Ja, ich war ein Störenfried. Das Verändern der Bettlänge dauerte etwa dreißig Sekunden.

Die grünen Leute

Groß war meine Verwunderung, als ein grün gekleideter Mann an meinem Bett stand und mich freundlich fragte, ob ich Hilfe für etwas bräuchte. Auf der Normalstation gab es keine Tarnklamotten, dieser Herr trug also aus anderen Gründen einen grünen Kittel. Bekanntlich steht die Farbe Grün für Hoffnung, in der Pandemiezeit war bei mir aber eine ganz andere Konnotation hinzugekommen: Gefahr! Ansteckend! In diesem grünen Fall ging es nur um Gutes.

Die grünen Leute kamen einmal pro Woche, es waren keine Ärzte oder Ärztinnen. Sie trugen normale Kleidung unter dem grünen Kittel. Der grüne Mann, wie ich ihn sofort nannte, erklärte mir, dass er mir ein Eis unten aus dem Shop holen könnte oder etwas anderes aus einem Geschäft in der Nähe. Ich war hocherfreut, hatte ich doch meinen Nagelknipser zu Hause gelassen. Ich bat ihn, einen für mich zu besorgen. Eine halbe Stunde später kehrte er mit dem Bestellten zurück. Wunderbar! Bis ich wenige Minuten später traurig einsehen musste, dass ich es nicht schaffte, den Nagelknipser zusammenzudrücken. Egal, wie ich es anstellte, es gelang nur bis zu einem gewissen Grad. Die langen, harten und leicht gebogenen Nägel gewannen fast ohne jeglichen Kratzer. Ich hatte schlicht zu wenig Kraft in den Händen! Enttäuscht packte ich den Einkauf weg. Ich musste die Hexenkrallen noch für eine Weile ertragen.

Öfter kam auch ein verwirrter Mann in unser Zimmer. Er stand dann da und schaute sich mit großen, aufgerissenen Augen um – ein Patient von nebenan. Die ersten Male habe ich nach der Krankenschwester geklingelt, der Mann wurde dann zurück in sein Zimmer geführt. Später habe ich ihn selber freundlich herausgeschickt, manchmal auch etwas harscher. Der hatte bei uns wirklich nichts zu suchen, zum Teil waren wir gerade halb nackt dabei, gewaschen zu werden, wenn er hereinkam. Es war wie Slapstick. Ich gewöhnte mich daran, habe nur kurz zu ihm hingeschaut und gemeint: »Sie wohnen nebenan!« Das hat er jedes Mal verstanden – und ist gegangen. Ohne Probleme.

In diesen Tagen, so komisch manches war, verschlechterte sich mein emotionaler Zustand rapide. Ich konnte nicht mehr untätig herumliegen, auch nicht mehr warten. Meine Gedanken überschlugen sich. Würde man mir eine Reha genehmigen? Und wenn ja, wann? Würde ich bald wieder gehen können? Wann wäre ich endlich zu Hause? Hinsichtlich der Reha hatte man mir zu verstehen gegeben, dass es vier bis sechs Wochen dauern könnte, bis man eine Bewilligung und einen Platz hätte. Vier bis sechs Wochen noch im Bett? No way! Eher würde ich in der Psychiatrie landen. Ein Glück, dass auf einmal alles fix ging. Innerhalb einer Woche hatte ich einen positiven Bescheid und einen Reha-Platz. Es sollte am 20. Dezember losgehen – für drei Wochen. Ein Vorweihnachtsgeschenk vom Feinsten!

Zwischendurch war ich aber so traurig, dass ich mich zu nichts mehr aufraffen konnte. Ich lag nur da und starrte die Decke an.

Aus heutiger Sicht schlitterte ich abermals an einer depressiven Verstimmung entlang wie vor meiner Verlegung auf die Normalstation. Beeinflusst war sie davon, wie wenig ich mich selbstständig bewegen konnte. Und davon, wie wenig ich berührt wurde, körperlich und emotional. Dass ich kaum sozialen Kontakt hatte, war auf Dauer zum größten Problem geworden. Ich war geistig bewegungslos. Einziger Lichtpunkt: Die Physiotherapeutin würde mir bald das Aufstehen beibringen. Wenn ich auch Angst davor hatte, war es ein nächster wichtiger Schritt.

Ein weiteres erstes Mal

Als die Physiotherapeutin, eine ältere, erfahrene Frau, ins Zimmer kam und mir den Rollator hinstellte, wusste ich, dass es Zeit zum Aufstehen war! Der Rollator sollte dabei eine unentbehrliche Hilfe und meine feste Begleitung bis Ende Januar werden. Das wusste ich im Dezember nur noch nicht. Ich dachte nur: Gleich wird Anstrengendes auf dich zukommen. Aber auch: Bald wirst du loslaufen können. Ich war gespannt, wie das Aufstehen und vielleicht sogar ein erstes vorsichtiges Gehen funktionieren würde.

Die Physiotherapeutin schaute zu, während ich das Kopfende des Bettes hochfuhr und ins Sitzen kam.

»Lassen Sie sich Zeit, Frau Henning.«

Ich ließ die Beine über die Bettkante hängen und bewegte mich in die frei sitzende Position.

»Ich muss noch kurz meinen Atem beruhigen«, sagte ich, nach Luft schnappend.

»Lassen Sie sich Zeit, Frau Henning«, wiederholte die Therapeutin.

Ein mulmiges Gefühl stieg in mir hoch, aber die Neugierde überwog.

»Ich bin so weit«, sagte ich nach einigen Minuten. »Was muss ich jetzt tun?«

Die Frau erklärte, dass der Rollator zwei »Ablagen« in Brusthöhe hätte, wo ich meine Unterarme drauflegen sollte.

»Halten Sie sich an den zwei Griffen am Ende der Ablagen mit den Händen fest. Versuchen Sie dann aufzustehen. Während Sie sich hochziehen, drücke ich auf diese Vorrichtung.« Sie zeigte auf einen Hebel weiter unten am Rollator. »Dabei fahren die Ablagen mit Ihren Armen – und mit Ihnen – höher. Und schon stehen Sie.«

Es war ein Spezialrollator, ein Technikwunder. Das Ganze hörte sich in der Tat einfach an – und war es auch. Die Kraft in den Armen und Händen, die ich mir im Bett antrainiert hatte, half mir dabei. Ich zog mich hoch. Und stand! Zum ersten Mal seit über einem Monat. Was für ein Gefühl! Ich hatte sehr daran gezweifelt, dass es klappen würde. Gleichzeitig bemerkte ich zwei Dinge: Im Stehen war es einfacher zu atmen als im Sitzen. Und: Ich war unglaublich berührt. Die Tränen schossen aus mir heraus.

»Ich … ich kann stehen!«, weinte ich. »Es fühlt sich unfassbar gut an«, stotterte ich weiter.

Die alte Dame im Zimmer, die ungewohnterweise gerade nicht schlief, schaute besorgt zu.

Die Physiotherapeutin bemerkte es und sagte: »Frau Henning ist überwältigt, das passiert manchmal. Selbsttätig wieder stehen zu können ist etwas Großartiges.«

Meine Co-Patientin nickte bedächtig, während ich das Gefühl des Stehen-Könnens genoss. In mir keimte die Hoffnung auf, dass ich irgendwann vielleicht doch wieder gehen könnte. Aber … Ich stand zwar aufrecht, aber es war, als ob zwei schwere Sandsäcke an meinen Hüften hingen und zwei etwas kleinere an den Knien. Ein Schweregefühl, welches ich in dieser Form bisher nicht kannte. Ich versuchte, etwas in meinem Gedächtnis zu finden, was ähnlich war, und mir fielen zwei Dinge ein: Wenn man nach einem Tauchgang aus dem Wasser kommt, sind der Anzug, die Gewichte um die Hüften und die Sauerstoffflasche auf dem Rücken beim Raufklettern ins Boot eine träge machende Last nach dem schwebenden Gefühl im Wasser. Ein anderes Schweregefühl, an das ich mich erinnerte, hatte mit meinem Sohn James zu tun gehabt. Kennen Sie das, wenn ein Kleinkind sich an Ihrem

Bein festkrallt und Sie trotzdem weitergehen? Sie ziehen die schwere Last (hoffentlich spielerisch) hinter sich her. Mühsam, aber es geht. Ungefähr gleich war das mit meinem Stehen, obwohl ich noch keinen Schritt gegangen war.

An diesem ersten Übungstag stand ich auf diese Art dreimal auf. Beim letzten Mal bat mich die Physiotherapeutin, ein Bein zu heben.

»Okay. Aber warten Sie … ich … ich kann nicht … Es geht nicht. Gar nicht«, flüsterte ich verlegen, und die schöne Stimmung war dahin. Ich konnte meine Füße und Beine absolut nicht bewegen, keinen Millimeter hoch oder zur Seite! Ich wusste jetzt, warum die Ärztin einen Antrag auf eine neurologische Reha gestellt hatte. Diese Erkenntnis schlug bei mir ein wie eine Bombe, obwohl ich es längst hätte wissen können. Was war bloß mit mir geschehen?

Völlig erschöpft musste ich mich auf die Bettkante setzen. Kurzfristig war das eine Erleichterung, trotzdem legte ich mich sofort hin. Die Therapeutin meinte nun, dass das Ganze sowieso schon sehr viel gewesen sei, auch emotional. »Wir hören für heute auf.« Mit diesen Worten beendete sie die Übung.

Trotz der Strapazen stellte sich bei mir ein zufriedenes Gefühl ein, als sie gegangen war. Ich hatte drei Male gestanden, und es würde bald weitergehen. Die erste Hürde war genommen.

Zur nächsten Physio-Stunde schickte die Therapeutin zwei junge Studentinnen, sie hatte zuvor gefragt, ob es für mich in Ordnung wäre, als »Versuchskaninchen« für sie zu agieren. War es. Die Studentinnen sollten einige Messungen an meinem Körper machen und darüber einen Bericht schreiben. Später bereute ich meine Zusage. Denn die beiden jungen Frauen begannen ihre Arbeit damit, dass sie den Umfang meines Brustkorbs zwanzig Minuten lang beim Ein- und Ausatmen im Sitzen zu messen versuchten. Sie bekamen es nicht hin, weil sie das Maßband falsch herum anlegten und die Zahlen somit absurd waren. Irgendwann übernahm ich das Kommando. Die ganze Messaktion hatte auf der Bettkante stattgefunden, mit dem Resultat, dass ich völlig atemlos war, als es endlich mit den Übungen losgehen konnte. Wir mussten abbrechen, und ich lag wieder hechelnd und schweißgebadet im Bett.

Atemlos essen

Es gibt noch eine Variante vom »Sitzen auf der Bettkante«, sie lautet: »Sitzend auf der Bettkante essen.« Das trainiert die Lunge und viele Muskeln. Zahlreiche Male habe ich mich deshalb (luftarm!) durch Mahlzeiten an der Bettkante gequält, von wegen genüsslich essen! Am Anfang meines Aufenthalts auf der Normalstation waren es einige wenige Minuten, die ich durchhalten konnte, bis dann nichts mehr ging. Dann drückte ich die Klingel und hoffte, jemand würde mir zu Hilfe eilen und mich in die Waagerechte bringen, bevor ich erstickte – ja, so fühlte es sich an. Der Atem wird dabei schneller, ich nenne es Schnappatmung. Das Nervensystem wechselt in den Flucht-und-Angriffs-Modus. Was aber passiert, wenn Sie nicht flüchten können? Und der Angreifer unsichtbar ist? Panik steigt auf! Das Gehirn möchte, dass Sie reagieren. Können Sie aber nicht. Mich selbst zurück ins Bett zu manövrieren war schlicht nicht möglich. Ein Gefühl des Ausgeliefertseins machte sich in mir breit. Ich schwitzte am ganzen Körper. Danach musste ich mich jedes Mal ungefähr zehn Minuten im Bett erholen. Ich dachte: Wie soll das Sitzen und das Gehen jemals wieder was werden?

Weil ich das Schwitzen im Zusammenhang mit der Schnappatmung kannte, bewahrte ich kleine Waschlappen und Handtücher unter dem Kopfkissen auf, um den Schweiß von der Stirn zu wischen, vor Anstrengung lief er nur so an mir herunter. Gleichzeitig riss ich das (aus gutem Grund!) hinten offen gelassene Hemd auf. In Erwartung dieser Schwerstarbeit bestand ich manchmal darauf, dass ich *im* und nicht *am* Bett esse. Der kleine Tisch wurde dann wie auf der Intensivstation zu mir gedreht. So konnte ich die Mahlzeit fast genießen. Es war besser.

Was so auf dem Teller liegt

Apropos Mahlzeiten. Um sie zu organisieren, kam eine Person von der Essens-Logistik mit einem Tablet ins Zimmer. Als Patientin beantwortete ich diverse Fragen, und schon stand das Menü für die folgenden Tage elektronisch fest. So wollte ich beim Abendbrot nur Käse haben und auf keinen Fall diese seltsame Fleischwurst. Gerne wollte ich ein Stück Gurke oder etwas anderes Frisches. Alles kein Problem! Am Morgen hat meine Order auch geklappt, zum Mittag bekam ich meist auch das zu essen, was ich bestellt hatte. Aber abends … Puh! Es lagen grundsätzlich Schinken- oder Salamischeiben auf meinem Teller. Weit und breit keine Gurke, keine Tomaten, und der Käse verschwand fast unter der Fleischlast. Jeden Abend sagte ich, dass es Lebensmittelverschwendung sei, denn die Wurststücke würden nach dem Abräumen ja direkt im Müll landen.

Ich mag beides nicht: Wurstscheiben essen und Lebensmittel wegwerfen. Die Mitteilung über das falsche Essen wurde an die Logistik weitergereicht, so meinte es zumindest die Fachkraft. Jeden Abend lagen wieder die gleichen unangenehmen Dinge vor mir. Ich konnte es mir nicht erklären, bis ich auf die Idee kam, dass sicher in der Männerabteilung ein Patient mit dem Namen Henning immer Gurken und Frischkäse hingestellt bekam, obwohl er sich Salami und Schinken gewünscht hatte. Danach habe ich aufgegeben, etwas daran zu ändern, aber das bedeutete, dass ich manchmal abends kaum etwas von dem essen konnte, was bei mir auf dem Teller lag. Igitt!

Facts zur Bettkante

Das Thema Bettkante hatte mich wirklich beschäftigt, wie Sie sicher schon bemerkt haben. Warum war dieses Sitzen an der Kante bloß so anstrengend? Und wieso konnte das Sitzen nicht anders geübt werden? Leichter geübt werden, sodass es möglich wäre, *länger* zu üben. Als die Ergotherapeutin von der Intensivstation einmal bei mir vorbeischaute, hatte ich sie gefragt, ob sie die Stühle im Zimmer für ein entspanntes Sitzen für geeignet hielte. Auch zur Bettkannte wollte ich einiges wissen. Sie erklärte mir, dass das Rückenteil der Stühle zu gerade sei. Genau so hatte ich es empfunden. Man konnte darauf nur leicht vornübergebeugt sitzen, mit dem Resultat, dass sich der Brustkorb verengte und sich viele Muskeln anspannten, um Halt zu geben. Sich anzulehnen war kaum möglich. Zur Bettkante meinte sie, dass gerade in dieser frei sitzenden Position sehr viele wichtige Muskeln beteiligt seien, es wäre eine fast unmögliche Leistung für eine Patientin wie mich, entspannt darauf zu sitzen. Schwierigkeitsgrad zehn!

Dieses kleine Gespräch half mir. Ich hatte mich mit meiner Wahrnehmung so alleingelassen gefühlt und damit überfordert, wenn es immer hieß: »Was ist daran so schlimm, Frau Henning?« Wenn ich mich (zu Recht!) gegen etwas wehrte, wurde die Verantwortung doch meist auf mich übertragen: »Sie sind eine sehr nervöse Patientin, Frau Henning.« Die professionelle Erklärung durch die Ergotherapeutin war für mich die perfekte emotionale Entlastung. Erlauben Sie mir eine zickige Feststellung: Eine sachliche Aufklärung und mehr Wissen können bei der Genesung helfen. Übrigens haben auch alle gemeint, dass »Frau Henning sich nicht entspannen kann«, das hörte ich gleich am ersten Tag auf der Normalstation. Der Eindruck hatte sicher auch damit zu tun gehabt, dass ich im Liegen meinen Laptop benutzte. »Sie arbeiten ja schon wieder, Frau Henning!«, hörte ich mehr als einmal. Meist drehte ich als Antwort den Computer zu der besserwisserischen Person hin: »Kennen Sie Netflix? Die entscheidende Frage lautet hier: Kahle Decke oder Netflix?«

Frisch geduscht

Irgendwann schaffte ich es selbstständig auf den Toilettenstuhl, den ich trotz meines Blasenkatheters nutzen musste, nämlich für die »größeren Geschäfte«. Sie können sich denken, wie schwer es war, vom Bett auf diesen Stuhl zu kommen. Ich war atemlos und nie sicher, ob ich schnell genug zurück ins Bett gelangen würde, um zu verschnaufen. Am Anfang musste jedes Mal eine kräftige Person meinen schweren, bewegungstechnisch nicht gut funktionierenden Körper auf den Stuhl hieven und danach wieder zurück ins Bett wuchten, während ich mit den Armen mitzuhelfen versuchte. Später entspannte sich die Lage, und ich schaffte »den Sprung« zwischen Stuhl und Bett buchstäblich *eigenhändig*. Endlich konnte ich selbst meine »größeren Geschäfte« erledigen; der Toilettenstuhl stand fest neben dem Bett bereit. Eine wahre Errungenschaft! Allerdings fand das Ganze direkt neben der Bettnachbarin statt. Kein Meter war zwischen meinem Stuhl und ihrem Bett. Und ja, nach dem Geschäft musste auch noch jemand das »Resultat« entfernen. Viel Privatsphäre war da nicht gegeben. Zum Glück bin ich diesbezüglich tiefenentspannt. Oder vielmehr: Was sein muss, muss eben sein. Ich hatte genug andere und wichtigere Probleme.

Ein Toilettenstuhl ist übrigens eine Art Sessel, bei dem in der Mitte eine Öffnung ist wie bei einem Plumpsklo. Mit ebendiesem Stuhl konnte ich später aber auch ins Bad gefahren werden, zum Duschen! Letzteres würde dann selbstverständlich sitzend auf dem Stuhl stattfinden.

Ich machte mir große Sorgen über das Duschen – was wäre, wenn ich klatschenass außer Atem geriet? Könnte ich schnell genug zurück ins Bett? Es gab bessere oder schlechtere Tage, was die Atmung betraf, ich konnte es kaum beeinflussen. Die Antwort der Pflegekraft: »Sie schaffen das, Frau Henning!« Ich hatte jedoch genug Zeit, mich an den Gedanken zu gewöhnen, eines Tages zu duschen. Und irgendwann begann ich daran zu glauben, dass es gut gehen würde. Als es so weit war und ich nach einer Dusche fragte, hieß es auf einmal: »Schaffen Sie das denn schon, Frau Henning?«

Ich antwortete, ohne zu zögern: »Wieso sollte das nicht klappen?« Ich bestand jetzt auf die Dusche!

Eine Stunde später rollte mich meine Lieblingskrankenschwester ins Bad und ließ das Wasser über mich und den Toilettenstuhl laufen. Aaaah! Endlich konnte ich meinen ganzen Körper einseifen. Immer wieder fragte die Schwester, ob alles noch gut sei. Ja, alles sei perfekt, war meine ehrliche Antwort. Es war meine erste Dusche nach siebenundvierzig Tagen! Ich genoss es. Danach fühlte ich mich wie neugeboren, obwohl das Datum für dieses Ereignis eher der 6. Dezember war, der Tag, an dem ich aus dem Koma zurück war. Fakt: Ich kam kein einziges Mal außer Atem. Die Krankenschwester hat meine Haare gewaschen und ich den Körper. Eine Zusammenarbeit vom Feinsten. Es war ein guter Tag.

Wie ich meine Bergluft loswurde

Ich rief Louis über Facetime an, als ich gerade inhalierte. Dabei sah ich wohl aus, als würde ich gerade meine letzten Atemzüge machen. Daran hatte ich nicht gedacht. Louis schrie förmlich ins Telefon: »O nein, was haben Sie mit dir gemacht?« Ich entschuldigte mich, sagte, dass ich mich nur mit der tollen Maske hätte zeigen wollen.

Es gibt Masken und Masken, und diese war angenehm. Sie saß locker und verströmte für etwa zehn Minuten etwas Minzartiges durch Nase und Mund. Es war einfach, dabei zu atmen. Zwei-, dreimal am Tag kam ich in diesen Genuss. Ich hatte das Gefühl, dass die Atemwege gereinigt und »freigepustet« wurden. Durch die Reflexion der Deckenneonlichter auf der Maske sah ich aber aus wie Beißer aus den James-Bond-Filmen. Erinnern Sie sich? Er war groß und stark und biss ganze Metallstangen durch und brachte auch den ein oder anderen Angreifer um. Louis sah es jetzt auch und war von meinem Anblick so angetan, dass er mich fotografieren wollte. Ich versuchte, durch meine Kopfneigung die Lichteffekte zu steigern. Es sah wild aus, ich habe die Fotos noch.

Ansonsten hatte ich noch Tag und Nacht dieses Kabel in der Nase, das mir seit dem Tag meiner Einlieferung Sauerstoff zuführte. Ich nannte es längst »frische Bergluft«. Als mich aber die Ergotherapeutin von der Intensivstation kurz besuchte und ich ihr davon erzählte, sagte sie: »Bergluft? Nein, Frau Henning, es ist ein Medikament, und Sie sollten es loswerden, Sie brauchen es doch gar nicht mehr.«

Bei der nächsten Visite nahm ich die Gelegenheit wahr. Ich sprach das Thema an, indem ich mich beim Oberarzt für die frische Bergluft bedankte. Er sagte daraufhin, wie könnte es anders sein: »Das ist keine Bergluft. Nein, Frau Henning, da sind Medikamente drin.«

»Die kann ich aber jetzt loswerden, oder?«, fragte ich frech.

»Das kann ich Ihnen so nicht sagen«, antwortete der Arzt.

»Wir können es aber herausfinden, oder?«

»Genau«, sagte ich »indem wir es reduzieren.«

»Wir werden dann in jedem Fall innerhalb der nächsten zwanzig Minuten merken, ob Ihnen was fehlt.«

Kurz verspürte ich Unsicherheit, dann aber Freude, dass ich auf eigene Initiative hin meine Medikamente absetzen wollte. Ich hoffte nur, dass, sollte das Experiment schiefgehen, ich Hilfe bekäme, wenn ich klingelte. Sie wissen ja, da konnte ich nicht so sicher sein!

Ich wollte unbedingt vor der Rehabilitation die Bergluft und den Blasenkatheter loswerden und konnte wohl kaum Übungen in der Reha machen, wenn an mir überall Schläuche und Beutel baumelten.

»Wir minimieren jetzt und schauen in zwanzig Minuten nach. Okay, Frau Henning?«

»In Ordnung«, rief ich ihm hinterher, wieder meldete sich die Unsicherheit. Ich hatte kaum vergessen, wie ich zu Beginn meiner Erkrankung so schlecht Luft bekommen hatte. Das Gefühl, womöglich zu ersticken, war gut in Erinnerung geblieben. Wäre es gleich wieder so weit?

Wie die Bergluft-Geschichte endete? Nach etwa sechs Stunden fiel mir auf, dass noch niemand nach mir geschaut hatte. Mir selbst war auch nichts Auffälliges aufgefallen, sodass ich das mit der Atmung komplett vergessen hatte. Ich war auf unkomplizierte Weise meine frische Bergluft losgeworden!

Hätte ich mir bloß während dieser Zeit Notizen gemacht, aber ich konnte nicht, so unkonzentriert, wie ich war. Auch einige Medikamente, die ich weiterhin bekam, pfuschten da noch mit rein. Nach und nach fallen mir aber doch die wichtigsten Dinge ein: der Blasenkatheter! Er hatte gute Dienste geleistet, musste aber jetzt raus. Der lange Schlauch, der zum gut sichtbaren Beutel für den Harn am Bett führte, war ständig im Weg. Wenn ich versuchte, mich im Bett zurechtzuruckeln, oder mit der Physiotherapeutin arbeitete, mussten Schlauch und Beutel immer im Auge behalten werden. Ich sprach also eine Pflegekraft auf das Entfernen des Katheters an, und ein Arzt entschied am nächsten Tag, dass der Beutel vor der Reha entfernt werden könne.

Das geschah am Morgen darauf, einen Tag vor meinem Transport dorthin. Aber würde ich nun den Harndrang spüren? Würde ich pinkeln können? Auf meine bange Frage hin, wie es normalerweise ablaufe, wurde mir gesagt: »Das ist ganz unterschiedlich, und wenn es nicht klappt, muss eben ein neuer Katheter gelegt werden!« Bloß nicht! Ich entschied deshalb, ausgesprochen wachsam zu sein und unbedingt spüren zu wollen, wenn ich musste. Und ich spürte es, obwohl es am Anfang nur ein ganz kleiner, diffuser Pikser war. Das Pinkeln selbst funktionierte ebenfalls. Für ein Nachtröpfeln aufgrund des schwachen Beckenbodens trug ich weiterhin eine Windelhose. Erst hatte ich mich an die große weiße Hose gewöhnen müssen, mittlerweile fühlte ich mich gut damit. Sie hatte sogar eine Art Rüsche um den Oberschenkel. Wirklich sexy war sie nicht, es sei denn als Fetisch.

Slips, Sportsocken, Joggingschuhe und große Taschen

Als die Nachricht eintraf, ich hätte einen Rehabilitationsplatz in einer Klinik südlich von Hannover, war ich aufgeregt gewesen. Bald sollte ich nicht mehr untätig herumliegen, sondern würde professionelle Hilfe bekommen. Erst einmal googelte ich die Klinik. Es sah toll und modern dort aus. Viele wichtige Geräte waren vorhanden, die mir helfen würden, wieder gehen zu lernen. Unter anderem sah ich ein Bild von einer Aufhängevorrichtung, die an der Decke befestigt war und mit der ein Patient, von Gurten gehalten, Gehübungen machte. Ich wollte unbedingt so festgeschnallt werden! Der Gangtrainer hieß Lyra. Das Schweregefühl am unteren Teil des Körpers wurde damit verringert, trotzdem, so die Information dazu, bekäme das Gehirn Gehimpulse, die Synapsen würden wieder gerade gezogen, wie ich es nannte. Bei mir waren doch nicht nur Muskeln abgebaut, auch Nervenverbindungen waren verändert, die wieder antrainiert werden mussten. Weiterhin gab es einen Pool in der Klinik, wo ich ebenfalls mit einem leichteren Körpergefühl Gehen üben könnte. Endlich, endlich, endlich!

Es gab vorher allerdings noch ein paar Kleinigkeiten zu organisieren. Turnschuhe und Sportkleidung fehlten, die ich mir schnell noch im Internet bestellte. Als Lieferadresse gab ich die Klinik an. Auch bat ich eine Freundin, mir einige Slips und Socken zu besorgen. Eine andere schickte mir per Taxi eine große Tasche für meine Sachen, mit der Zeit hatte ich ja von meinem Sohn einiges gebracht bekommen – in Plastiktüten.

Trotz meiner Freude waren es stressige Tage, aber am Ende war alles geschafft. Dass ich es in der letzten Nacht aus eigener Kraft und mit größter Konzentration schaffte, mich im Bett auf die Seite zu drehen, und dabei noch ruhig atmete, war das Sahnehäubchen. Es funktionierte zwar nur mit der rechten Seite, aber das Gefühl war grandios. Ich schlief in meiner Lieblingsstellung ein – was für ein Abschiedsgeschenk!

Reif für die Reha –
die am Ende gar keine war!

20.–28. Dezember 2021

Es war der 20. Dezember 2021, ein Montag. Der Morgen verlief mehr als angespannt. Es war einiges Unerwartetes passiert. Nachdem ich am 9. Dezember in Rücksprache mit dem Hamburger Gesundheitsamt nicht mehr in Quarantäne sein musste, stellte sich zehn Tage später, am 19. Dezember, ein PCR-Test wieder als positiv heraus. Am Tag vor meiner Abreise in die Reha!

Das beauftragte Labor hatte nicht mit dem CT-Wert (Cycle Threshold), sondern mit dem Zeit-Wert gearbeitet. Beide Werte zeigen an, wie hoch die Viruslast einer entnommenen Probe ist. Ein niedriger Wert zeugt von einer hohen Viruslast, denn die Zahl gibt an, wie viele Male eine Probe reproduziert werden muss, damit die DNA des Virus zu sehen ist. Bei vielen Wiederholungen ist also wenig Virus vorhanden, Infizierte gelten deshalb zum Teil als nicht ansteckend – auch wenn das Testergebnis womöglich positiv ist. Für die endgültige Bestimmung der Ansteckungsgefahr gibt es Referenzwerte. Ein CT-Wert höher als 30 bedeutet, so der Richtwert des Robert Koch-Instituts, dass ein Infizierter nicht ansteckend ist. Beim Zeit-Wert liegt der Grenzwert dafür bei 12,5. CT- und Zeit-Werte lassen sich also nicht unmittelbar miteinander vergleichen, sondern müssen in ihrem jeweils eigenen Referenzrahmen betrachtet werden. Mein Zeit-Wert vom 19. Dezember war 17,8 und wurde zwar als positiv gewertet (es waren Viren vorhanden), aber im Referenzbereich negativ, weil ein gutes Stück über 12,5. Allerdings fand mein behandelnder und CT-Wert-erprobter Arzt den Zeit-Wert so missverständlich, dass er im Labor anrief, um sich mein Ergebnis vom Laborleiter persönlich erklären zu lassen. Es blieb dabei: nicht ansteckend. Trotzdem wurde zur Sicherheit am Morgen des 20. Dezember ein neuer Test bei mir durchgeführt, es sollten klare Tatsachen für die Rehaklinik geschaffen werden. Der Test war negativ. Damit war ich im positiven Sinne reif für die Klinik!

Interessant und bedeutsam für meine späteren Erlebnisse ist hierbei, dass bei Genesenen manchmal sehr lange (und immer wieder) positive Testergebnisse auftauchen können, weswegen zum Beispiel in der Schweiz und in Dänemark von PCR-Tests bei frisch Genesenen abgeraten wird, sie sind schlicht nicht aussagekräftig.

Neblige Irrfahrt

Die Klinik in der Nähe von Hannover war von meiner Krankenkasse mit meinem Transport beauftragt worden. Wegen der Abholzeit wollte man sich melden. Das geschah auch, vormittags um zehn Uhr sollte es losgehen. Ich war nervös, weil der PCR-Test vom Vortag gezeigt hatte, dass etwas dazwischenkommen konnte, das alles wieder umschmiss. Dabei war die Reha doch die nächste Etappe meiner Genesung, nach welcher ich hoffentlich sogar nach Hause *gehen* konnte.

Die Zeit verstrich an diesem Morgen nur langsam, inzwischen war es elf, und ich lag immer noch in meinem Bett. Mehrmals fragte ich beim Personal nach, ob auch wirklich ein liegender Transport bestellt worden sei. Die Fahrt sollte etwa drei Stunden dauern, so lange könnte ich niemals aufrecht sitzen. Ich schaffte mittlerweile, je nach Tagesform, um die zehn Minuten mit wenig Atemnot, aber drei Stunden – undenkbar.

Immer wieder wurde mir der liegende Transport bestätigt. Ein beruhigender Gedanke, aber wo blieb er? Die Ungeduld in mir wuchs. Als das Mittagsessen ausgeteilt wurde, begann ich die Abholung in Zweifel zu ziehen – und wieder fragte ich nach.

»Sie werden gleich abgeholt, Frau Henning«, lautete die Antwort.

»Was heißt denn gleich?« Irgendetwas stimmte hier nicht.

»In der nächsten Stunde.«

So schnell kann es gehen! Um dreizehn Uhr schoben zwei Männer in Orange-Gelb mit drei Stunden Verspätung einen Rollstuhl an mein Bett.

»Steigen Sie ein«, sagte der jüngere.

Ich, ein Kontrollfreak, wie einige sagen würden, wollte bestätigt wissen, dass es ein liegender Transport sei. Ich ging davon aus, dass mich der Rollstuhl nur bis zur Liege im Auto bringen würde und nicht für die ganze Fahrt gedacht war. Auch wünschte ich mir, dass es mir gelingen würde, die Flure im Krankenhaus im Sitzen ohne Atemprobleme zu bewältigen.

»Wieso liegender Transport?« Die beiden Männer schauten mich verwundert an. »Das hat uns niemand gesagt.«

Kann es wohl möglich sein? Ich brachte nur einen Satz hervor: »Das war's dann wohl.«

Daraufhin verschwanden die zwei Männer mit dem Rollstuhl, während ich mich entnervt und traurig in eine neue Wartezeit hineinfallen ließ. Ohne Worte! Ich hoffte natürlich, dass sie mit einer Liege zurückkommen würden, niemand sagte aber etwas. Unglaublich, aber es schien fast so, als würde ich an diesem Tag nicht wegkommen. Bald wäre es für die Fahrt zu spät, denn die Aufnahme in der Klinik musste auch noch garantiert sein.

Eine Stunde später kehrten die zwei Abholer zurück. Sie schoben ein Transportbett ins Zimmer und hoben mich gleich in dieses rein. Die Liegefläche war gefährlich weit oben, ich lag in Nabelhöhe der beiden Männer, mit dem Gefühl, dass das Bett bei Unebenheiten leicht umkippen und ich herunterfallen könnte. Die Männer beruhigten mich. »Sie schaffen das, Frau Henning!«

Die Fahrt verlief problemlos, unsere Verspätung bedeutete aber, dass wir erst um 17:30 Uhr, bei Nebel und in vollkommener Dunkelheit, in Bad Oeynhausen ankamen.

Als das Klinikgelände erreicht wurde, gab es keine Beschilderung. Der Fahrer bog mehrfach falsch ab, musste rückwärts wieder raus und einen neuen Versuch starten. Ich beobachtete das alles durch zwei kleine Fenster. Irgendwann hielt der Kranken-transporter vor dem Haupteingang. Der Fahrer lief hinein und fand heraus, dass wir zu einem hinteren Eingang mussten. Doch wo war der? Blind fuhren wir wieder im Nebel herum.

Ein anderer Krankenwagen tauchte neben uns auf, und der Fahrer dieses Transporters sagte, dass der Eingang in der Tat schwer zu finden sei. »Folgen Sie uns!« Wir waren zu diesem Zeitpunkt seit fast einer halben Stunde an der richtigen Adresse, doch ohne einkehren zu können. Wenige Minuten später tauchte der richtige Eingang auf. Die beiden Männer des anderen Trans-porters waren aus Hannover und kannten diese Problematik.

Ich wurde dann in dem Stelzenbett aus dem Auto und zur Rampe vor den Eingang gerollt. Meine Füße zeigten zur Tür. Mir gefiel es, dass ich so alles im Blick hatte.

Der zweite Mann, der die ganze Zeit bei mir hinten im Auto gesessen hatte, ging voran und zog das Bett nun die Rampe hin-unter. Augenblicklich dachte ich: Wenn er mich nicht halten kann oder stolpert, rase ich mit Bett direkt in die Scheibe. Mein Begleiter muss das Gleiche gedacht haben, denn er bat seinen Kollegen, mit anzupacken. Dieser witzelte herum und meinte, ob das denn nötig sei. In meinem Innern pochte es: Helfen Sie gefäl-ligst mit! Ich möchte keine weiteren Störungen bei diesem Trans-port! Ich sagte aber nichts.

Wir standen nun unten an der Rampe, mein Begleiter klin-gelte an der Tür. Es war kalt, und ich sah jetzt, dass auf der Liege von dem Transporter aus Hannover ein älterer Mann mit nack-tem Oberkörper lag. Ich selber war in meine Kaschmirjacke gekleidet, dennoch fröstelte mich. Ich schaute zu den Türen, wo eine in Tarnkleidung eingepackte Krankenschwester, mit Maske und Visier, hinter den Scheiben auftauchte. Sie begann die Tür aufzuschließen, aber verschwand auf einmal wieder. Wir warte-ten. Sie kehrte zurück, und das Ganze wiederholte sich. Sie musste offenbar einen längeren Weg zurücklegen, um passende Schlüssel zu suchen, sie rannte noch ein drittes Mal weg. Schließ-lich deutete sie per Fingerzeichen nach links und rief uns zu, dass wir den Eingang um die Ecke nehmen sollten. Unfassbar! Sie hatte die Tür nicht aufgeschlossen bekommen. Mittlerweile standen wir mehr als zehn Minuten in der Kälte am »richtigen« Eingang, der sich nun als der falsche herausstellte. Mein Gefühl als »störende Patientin« bekam erste Kratzer. Auch die beiden Männer empfanden diese Eingangssucherei mitten im Winter als unerhört. Sie schimpften vor sich hin, und begannen mich im Stelzenbett, diesmal mit dem Kopf zuerst, die steile Rampe hochzufahren. Wieder fragte der junge Transporteur seinen Kollegen, ob er mit anfassen könnte. Der Gefragte überließ die Arbeit aber seinem jüngeren Kollegen. »Du schaffst das!« Den Spruch kannte ich nur zu gut.

Wenige Minuten später fuhren wir durch den dritten Eingang der Klinik. Hier waren die Türen offen. Es folgte als Erstes ein PCR-Test bei dem älteren Herrn und bei mir.

Nach meinem Test wurde kurzfristig entschieden, auf die Hannoveraner Truppe zu warten, denn der Weg zu meinem Zimmer würde über zahllose Flure gehen und mit mehreren Fahrstühlen verbunden sein, wie die »Türsteherin« erklärte. Die Männer vom zweiten Transporter meinten dann auch: »Das findet ihr niemals. Folgt uns!« Recht hatten sie, der Weg dauerte fast zehn Minuten.

Als wir schließlich im siebten Stock ankamen, wo mein Zimmer lag, und ich in meine neue Bleibe reingefahren wurde, rutschte dem jungen Begleiter über die Lippen: »Wow, was für ein hässliches Zimmer!« Fügte dann aber noch freundlich hinzu: »Versuchen Sie das Beste daraus zu machen, Frau Henning ...«

»Werde ich«, so meine motivierte Antwort. »Ich werde nicht viel im Zimmer sein.« Pustekuchen!

Tarnklamotten pur

Kurz nach meiner Ankunft kam eine ältere Krankenschwester ins Zimmer. Sie erklärte mir den Klingelknopf, fuhr den kleinen Tisch näher ans Bett und fragte, ob ich Hunger hätte. Sie kümmerte sich liebevoll um mich und trug »nur« eine Maske, alles war mehr oder weniger, wie ich es aus der Hamburger Normalstation kannte. Schön, dass ich mehr als Augen sehen konnte. Der Besuch des diensthabenden Arztes wurde noch angekündigt. Es fühlte sich wirklich an, als würde es bald losgehen. Ich war im besten Sinne des Wortes angekommen.

Es war dann fast neunzehn Uhr, als ein indisch aussehender Arzt um die vierzig hereinkam, in der Hand trug er meine Entlassungspapiere aus Hamburg. Er sah besorgt aus und erklärte mir, dass es ein Problem im Bericht gäbe. Ich mache es kurz: Er hatte einen so starken Akzent, dass ich ihn kaum verstehen konnte, aber irgendwann wurde deutlich, dass er mich isolieren müsste.

»Kann ich dann nicht mit der Reha beginnen?«, fragte ich.

»Das kann ich Ihnen nicht sagen, das wird morgen mit den Kollegen besprochen.«

»Aber das Hamburger Gesundheitsamt hat mich doch ›freigegeben‹, sonst wäre ich nicht hier«, wandte ich ein.

»Frau Henning, wir müssen diese Unstimmigkeiten klären«, sagte der Arzt emotionslos.

Ein mulmiges Gefühl stieg in mir hoch. Ich versuchte ihm noch den Zeit-Wert zu erklären und dass PCR-Tests sich ohnehin bei frisch Genesenen nicht eignen würden. Es half alles nichts. Ich musste mich geschlagen geben. Er verließ mein Zimmer und meinte, sie würden mir Bescheid geben. Ich bekam nie Bescheid, aber als die nette Krankenschwester später am Abend wieder in mein Zimmer kam, trug sie Tarnklamotten.

Am nächsten Morgen wurden um sieben Uhr meine Vitalwerte gemessen. Alles wurde hier manuell gemacht, um meinen Blutdruck festzustellen, wurde eine Manschette um den Arm gelegt, dazu wurde ein Stethoskop benutzt. Muss ich es sagen? Ich glaube schon! Es war jeden Morgen und jeden Abend ein Problem. Sie konnten meinen Blutdruck nicht »hören«, also auch nicht messen. Es dauerte ewig, bis es gelang. Ach ja, und die Temperatur maßen sie mit einem Handthermometer im Mund und nicht digital im Ohr. Als meine Temperatur am zweiten Tag leicht erhöht war, musste dreimal täglich gemessen werden, und zwar rektal! In Hamburg hatte ich nach dem Koma zwei Wochen lang eine normale Temperatur und einen perfekten Blutdruck. Nun wurde Fieber angezeigt, und mein Blutdruck war bei 150/100. Nach den neusten Ereignissen vielleicht nicht verwunderlich. Ich lag auf unbestimmte Zeit in Isolation.

Alle weiteren Messungen wurden in Tarnklamotten mit starkem indischem Akzent durchgeführt. Ich meine dies nicht wertend, aber es war noch schwieriger als sonst, kleine Gespräche zu führen.

Die Woche verging, wie ich es von der Normalstation in Hamburg kannte: Vitalwerte wurden (versuchsweise) gemessen, dreimal täglich wurde das Essen gebracht, der Tee um vierzehn Uhr. Die Nächte waren lang und das Wecken mitten in der Nacht zuverlässig. Der einzige Unterschied: Das Zimmer war kleiner und um einiges hässlicher, es hatte Wände mit gelb gestrichenen Raufasertapeten. Die braun-vergilbten Holzschränke waren abgeschrammt. Das Badezimmer, ja, das ganze Zimmer war nicht rollstuhlgerecht, ständig stieß ich gegen etwas. Hier sollte ich acht Tage verbringen – ohne jegliche Rehabilitationsmaßnahmen.

Das Resultat des PCR-Tests, der bei der Aufnahme gemacht worden war, ließ auf sich warten. Hatte ich eine neue Infektion? Abgesehen vom angeblichen Fieber fühlte ich mich gut. Einzig frustriert war ich, dass ich immer noch keine körperliche Bewegung oder angeleitete Übungen bekam. Ich spürte, wie mein Körper abbaute, obwohl ich mit den eigenen Bettübungen sofort begonnen hatte. Doch über die Tage verlor ich meinen Elan. Das Resultat davon: Ich machte körperliche Rückschritte. Meinem Sohn schrieb ich per WhatsApp, dass leider noch keine Reha-Maßnahmen begonnen hätten, alles sei von dem noch ausstehenden Testresultat abhängig. »Das ewige Warten macht mich mürbe. Der Gedanke, dass der Test positiv sein könnte, ist unerträglich. Denn was ist dann? Er muss negativ sein. Dann legen wir los, das wäre mal eine Perspektive und würde mir Hoffnung geben.«

Die Antwort von James kam prompt: »Na ja, wenn du keine Symptome hast, ist es ja eigentlich nicht schlimm. Du bist nicht mehr ansteckend … die Hamburger haben es doch entschieden.«

»Trotzdem muss der neue Test negativ sein«, antwortete ich.

»Weswegen genau?«, fragte James. »Wo sollst du dich angesteckt haben?«

»Das ist es ja! Ich bin aber isoliert worden. Darf das Zimmer nicht verlassen, nur Leute in voller Schutzmontur kommen herein. Meine Tabletts etc. werden in große Mülltüten gesteckt, bevor sie herausgetragen werden. Wenn ich positiv bin, wird es keine Reha geben, sondern nur noch mehr Herumliegen.«

»Mami, entweder bist du positiv, und zwar wirklich, dann kann man dich aber nicht in eine Reha schicken. Oder du bist eben nicht ansteckend. Unfassbar, dass die da keine Kommunikation mit dem Labor haben!« (Mein Sohn arbeitet in diesem Bereich!)

»Genau! Das Labor in Hamburg meinte explizit, dass ich nicht mehr ansteckend bin. Ich bin trotzdem hier eingesperrt. Und ich verliere wichtige Zeit. Wir haben schon den 21. Dezember. Es sind nur noch zwei Tage, dann passiert bis Montag wegen Weihnachten nichts. Fünf verlorene Tage! Dann wäre ich schon eine Woche hier. Für nix!«

»Mama, das wird was mit dem Testresultat.« James versuchte mir Hoffnung zu geben.

Das Testergebnis kam am nächsten Morgen, es war Mittwoch, der 22. Dezember. Es war positiv. Ich blieb isoliert. Am späten Vormittag erschien die Sozialarbeiterin mit dem diensthabenden Arzt, dem Chef der neurologischen Rehaklinik, um die Konsequenzen zu besprechen – ohne Tarnkleidung! Wie sollte ich das verstehen? Sie sagten mir aber dann, dass das Testresultat mit einem CT-Wert von 27,9 zwar im guten Sinne hoch sei und ich nicht mehr ansteckend, aber die Klinik richte sich nach einem CT-Wert von 30. Sie könnten mich demnach nicht aus der Isolation lassen. Um die Absurdität des Ganzen zu betonen, ein Satz aus dem Laborbericht zum gemachten Test: »Eine eindeutige Charakterisierung der Variante kann mittels Genomsequenzierung durchgeführt werden, jedoch ist das Ergebnis aufgrund der geringen Viruslast (CT-Wert über 25) unter Umständen nicht auswertbar.« Ach was!

Die Sozialarbeiterin und der Arzt begannen anzudeuten, dass

sie mich frühzeitig entlassen wollten. Sie hatten die zwei Wochen Isolation bei Infizierten vor Augen, das hätte Kost und Logis, aber keine Behandlungen in dieser Klinik bedeutet. So hatte ich es noch nicht gesehen, hatte immer gedacht, dass wir in den nächsten Tagen loslegen konnten. Aber im Laufe des Gesprächs begann ich mich mit dieser neuen Möglichkeit auseinanderzusetzen, nämlich bald nach Hause zu fahren.

»Wir können also in absehbarer Zeit keine Reha beginnen?«, fragte ich.

»Nein, leider nicht, Frau Henning. Sie sind ja positiv …«

Am Schluss des Gesprächs wurde klar, dass Vorbereitungen zu meiner Entlassung beginnen sollten. Nach nicht mal zwei Tagen in der Klinik! Verstanden hatte ich es nicht wirklich. Warum machten sie nicht sofort den nächsten Test?

Durch die Feiertage sollte ich erst am Montag entlassen werden. Traurig für mich war, dass ich es, bis auf einen einzigen Tag, fast geschafft hätte, Weihnachten zu Hause zu sein, wenn auch im Rollstuhl. Und auch, dass ich die Reha verlor, die ich so dringend brauchte. Stattdessen würde ich nun bei der frühzeitigen Entlassung für alle Rehabilitationsmaßnahmen vollkommen auf mich allein gestellt sein und außerdem bis zur Abfahrt alleine im Bett mit den Raufaserwänden und dem funzeligen Zimmerlicht liegen. Das zum Thema Weihnachtsbeleuchtung!

Die Sozialarbeiterin stellte noch am selben Tag bei meiner Krankenkasse einen Antrag für einen Rollstuhl und einen Rollator und orderte später die beiden Sachen bei einem Hilfsmitteldienstleister in Hamburg.

Übrigens sagte sie noch, bevor sie mit dem Arzt mein Zimmer verließ, dass sie jahrelang als Ergotherapeutin gearbeitet hätte und ich aus ihrer Sicht schon sehr fit sei. »Sie sitzen hier seit zwanzig Minuten aufrecht im Bett, reden mit uns und haben keine Atemprobleme.« Das stimmte, und es hörte sich zugegebenermaßen wie Honig in meinen Ohren an. Dann folgte aber noch der Satz: »Sie schaffen es, Frau Henning.«

Ich versuchte daran zu glauben, aber ebendiese Aussage hatte mir bis dahin kein Glück gebracht.

»Ich kann noch nicht gehen«, sagte ich leise.

»Da werden Ihnen der Rollstuhl und der Rollator sehr helfen«, lautete die Antwort.

Es blieb die Frage, *wie* ich am Montag nach Hause kommen sollte? Ich wollte nach Dänemark zurück, zu meinen Liebsten, wobei die Klinik nur für die Fahrt nach Hamburg zuständig sein würde. Ein liegender Transport für diese erste Etappe war aber durch die Weihnachtstage so gut wie unmöglich für den Montag zu organisieren, wie mir erklärt wurde. Alles hing noch in der Luft.

Ich rief James an, der noch immer in Hamburg war. Er regte sich sehr darüber auf, dass ich wegen etwa zwei fehlender Punkte im CT-Wert nicht behandelt werden konnte, und meinte, dass der Wert ohnehin je nach Test und Labor schwanken würde. Das wüssten die Ärzte doch! Isolation wegen zwei fehlender Punkte! James leitete während der Pandemie eine Testgruppe in Österreich, wo ausschließlich PCR-Tests verwendet wurden.

Ich klagte ihm meine Not in einer weiteren Sprachnachricht: »Ich fühle mich ausgeliefert, sie entscheiden hier über meinen Kopf hinweg. Ich bin in der Reha und brauche Hilfe, ich … kann nicht zurück ins Krankenhaus. Nachts schlafe ich kaum, ich kann nicht mehr herumliegen.«

Dann sah ich auf einmal wieder den Vorteil in der Entlassung, es war wie ein kleines, flackerndes Licht am Horizont. »Ich kann genauso zu Hause liegen. Mit dem Rollstuhl kann ich in die Küche fahren, einen Tee oder Kaffee kochen, wenn ich möchte. Ich kann quasi aufrecht sein. Und selbstbestimmt. Jede Bewegung mit den Armen und Beinen wird helfen. Mittlerweile esse ich hier auch im Sitzen, es ist anstrengend, aber ich spüre, dass meine Atmung besser wird. Mein Rollstuhl und der Rollator werden wohl am Montag bereit sein, dann geht es nur noch um den Transport von hier weg. Sie überlegen sich gerade, wie es am besten gehen könnte, denn ich muss ja isoliert und liegend transportiert werden.« An dieser Stelle seufzte ich. »Bin ich wirklich ansteckend? Könnte ich zu Hause etwa Louis anstecken? Es ist wirklich irre, James. Ich habe vor so vielen Sachen Angst, diese

Überlegungen kommen mir wie lebenswichtige Entscheidungen vor. Mittlerweile bin ich völlig desillusioniert. Wie wird über mich in dieser Runde bestimmt? Auf welcher Grundlage? Habe ich ein Mitspracherecht?«

Mein Sohn meinte dazu, dass ein erneuter Aufenthalt im Krankenhaus keine Option sei, aber dass ich professionelle Hilfe bräuchte und nicht auf eigene Faust loslegen sollte.

»Nach Hause zu fahren ist die schlechteste Idee, die du je hattest, Mami!«

Dieser Gedanke verunsicherte mich sehr. Ich hinterließ ihm noch eine weitere Sprachnachricht, das Tippen war einfach zu anstrengend: »Keine Reha wird mich nehmen, bevor ich nicht einen cleanen Test habe. Wie soll ich diesen als Genesene so schnell bekommen? Der Test kann immer positiv sein, wie Studien belegen. Lieber würde ich mir zu Hause private physiotherapeutische Hilfe suchen. Ich telefoniere schon dafür herum. Ich könnte in Dänemark was beginnen. Ich bin auch unruhig, weil ich ›auf eigene Faust‹ nicht richtig finde. Ich habe doch keine Geräte und keine Erfahrung.« An dieser Stelle wechselte die Stimmung wieder kurz, als ich daran dachte, in meinen eigenen vier Wänden zu sein. »Ich übe täglich, wuchte mich zum Rollstuhl rüber, der mir ins Zimmer gestellt wurde, und setze mich eigenhändig da rein. Seit gestern versuche ich mich, mit den Armen auf dem Bett, kurz hinzustellen, bevor ich ins Bett krabbele. So vornübergebeugt beginne ich ein Gefühl dafür zu entwickeln, bald alleine stehen zu können! Täglich passiert etwas Neues, weil ich selber was tue.«

Ich erinnere mich noch sehr gut an dieses Wechselbad der Gefühle. Ich war andauernd in Sorge, fremdbestimmt, unbeweglich und außer Atem zu sein – und dann erleichtert, wenn ich daran dachte, mich nicht mehr in dieser merkwürdigen Klinik aufhalten zu müssen. Meine Lebensfreude poppte immer wieder auf – im Nachhinein gesehen war sie ein wichtiger Auslöser dafür, dass ich wieder die Kontrolle über mein Leben bekam.

Ich beendete die Nachricht an meinen Sohn: »Ich kann nicht immer darauf warten, wie die Werte ausfallen, nicht ständig neue

Runden in Ungeduld und Sorge drehen. Das wäre der reinste Wahnsinn. Ich muss hier weg!«

Einige Stunden später trat der Chefarzt zu meiner großen Überraschung noch einmal in mein Zimmer. Er meinte, er hätte eine tolle Idee, wie wir das Transportproblem lösen könnten! Um genau 16:35 Uhr fragte ich James per WhatsApp – während der Arzt noch in meinem Zimmer stand –, ob er vollständig geimpft sei. Die Antwort kam prompt: »Ich habe zwei Impfungen, für den Booster ist es aber noch zu früh …« Sowohl der Arzt als auch ich grinsten, als ich die Antwort vorlas. Was war passiert? Der Arzt hatte den Vorschlag gemacht, dass ich mich privat von einer vollkommen immunisierten Person abholen lassen könne. Sofort hatte ich an meinen Sohn gedacht. Der Chefarzt hatte das Gesundheitsamt von Nordrhein-Westfalen kontaktiert, um das Problem mit der »ansteckenden Frau Henning« zu lösen, so war die Idee entstanden, dass ich »privat« fahren sollte. Die Klinik wollte mich wirklich loswerden, und der Arzt erschien ausgesprochen erleichtert, als ich seinem Vorschlag zustimmte.

Die Klinik hatte sich sozusagen aus der Verantwortung gezogen, was meinen Transport nach Hause betraf, und die Sache mir überlassen. Dafür mischte sie sich aber noch gewaltig ein. Bevor der Arzt mein Zimmer verließ, übergab er mir ein kleines Blatt Papier mit getippten Regeln für den Transport:

1. Der Gesundheitszustand von Frau Henning erlaubt eine Pkw-Fahrt ohne medizinische Betreuung.
2. Frau Henning muss während der gesamten Fahrzeit, so weit tolerabel, eine FFP2-Maske tragen.
3. Die Fahrt ist ohne Unterbrechung durchzuführen.
4. Falls die Fahrt aufgrund äußerer Umstände unterbrochen werden muss, sind Kontakte zu weiteren Personen zu vermeiden, im Falle einer notwendigen medizinischen Versorgung sind die beteiligten Personen über die SARS-CoV-2-Infektion von Frau Henning zu informieren.
5. Die Person, die die Fahrt durchführt, muss vollständig immunisiert sein (bitte Nachweis überprüfen), während der Fahrt

eine FFP2-Maske tragen und schriftlich über die »Transportbedingungen« informiert werden und sich schriftlich damit einverstanden erklären.

Wie finden Sie die Auflagen? Ich habe erst sehr viel später über sie nachgedacht. Anfangs wollte ich sie nur einhalten. Es gab jetzt immerhin etwas zu tun!

In Hamburg standen Rollstuhl und Rollator bereit, mein Sohn wollte beide Geräte vor seiner Fahrt zu mir abholen. Dass ich ein Mietauto bestellen musste, war noch das kleinere Unterfangen, wenn ich mich auch sehr lange bemühen musste, telefonisch bei der Vermietstation in Hamburg durchzukommen. Ich konnte nicht online buchen, weil ich im Gespräch sicherstellen wollte, dass der Wagen für den Transport von Rollstuhl und Rollator geeignet war und dass er einen Beifahrersitz hatte, auf dem ich liegen konnte. Ohne eine mögliche Liegeposition hätte ich mir die Fahrt niemals zugetraut.

Es waren noch sechs Tage bis zur Abfahrt. Fast eine ganze Woche noch liegen – und das über Weihnachten! Meinem Sohn gefiel der Plan nach wie vor nicht. Immer wieder sagte er, dass mir eine Profi-Reha empfohlen worden sei und ich jetzt die Reha selbst machen würde. Wie Genesung hört sich das Ganze auch nicht an, oder? »Sie schaffen das, Frau Henning.«

Doch noch Reha?

Am nächsten Tag, Donnerstag, der 23. Dezember, wurde bei der Morgenroutine unangekündigt ein Test bei mir gemacht. Sofort begann ich darüber nachzudenken, dass er, sollte er negativ sein, ich doch am Montag die Reha beginnen könnte, die Worte meines Sohns noch im Ohr. Daraufhin versuchte ich den ganzen Donnerstagvormittag einen Arzt zu erreichen, um dies mit ihm zu besprechen. Am Nachmittag schaute der Chefarzt vorbei und meinte, theoretisch bestünde schon die Möglichkeit, er könne aber nichts versprechen. Wir entschieden, dass es einen Versuch wert war, das Ergebnis abzuwarten. Ich sagte die geplante Abholung daraufhin ab. Das Ergebnis kam aber nie, denn es stellte sich heraus, dass der Test kein COVID-19-Test war, sondern andere Infektionen ausgeschlossen werden sollten. Warum wusste das der Arzt nicht, auch er hatte geglaubt, dass es ein COVID-19-Test gewesen war. Es gab in dieser Klinik einfach keine Logik. Ich hatte mir umsonst Hoffnungen gemacht.

Am 26. Dezember, am Sonntag, wurde dann tatsächlich ein COVID-19-Test gemacht. Die Antwort kam am selben Tag – er war negativ. Ich erfuhr es eher beiläufig, weil die ältere Krankenschwester vom Aufnahmetag, die gerade mit dem Tee ins Zimmer kam, keine Schutzkleidung mehr trug. Als ich die entspannte Kleiderwahl erwähnte, sagte sie: »Ihr COVID-19-Test war doch negativ, Frau Henning.« So etwas Wichtiges war mir nicht mitgeteilt worden! Wieder wunderte ich mich, aber die Freude überwog: Ich würde aus der Isolation kommen! Zur Sicherheit horchte ich nach, ob es denn am Montag mit den Rehabilitationsmaßnahmen losgehen könnte.

»Ich denke schon«, meinte die Schwester. »Das kann aber nur der Arzt entscheiden.«

»Wann?«, fragte ich.

»Das kann ich Ihnen nicht sagen. Morgen früh um acht ist die Konferenz. Heute geht nichts mehr.«

Wieder einmal musste ich warten. Und mich in Geduld üben. Das gehörte mittlerweile zu meinem Alltag. Es sah aber plötzlich viel heller am Horizont aus. Gut, dass die Abfahrt gecancelt worden war!

Am Montag wurde es neun, wurde es elf. Das Mittagsessen kam. Der Tee. Weit und breit kein Arzt in Sicht. Um fünfzehn Uhr klingelte ich nach der Krankenschwester und bat eindringlich darum, mit einem Arzt sprechen zu können. Ich meinte: »Wenn es nicht klappt, muss ich mich jetzt endgültig um meine Abreise kümmern.«

»Wieso? Sie beginnen doch morgen Ihre Reha?«, lautete die Antwort.

Anscheinend wussten wieder alle mehr als ich. Ich war nur

noch verwirrt. Kurz danach traf ich eine letzte Entscheidung zu diesem Thema und klingelte nach der Krankenschwester: »Ich denke, Sie sollten wissen, dass, ob der Arzt nun kommt oder nicht, ich morgen diese Klinik verlassen werde. Ich bin schließlich hier nicht im Gefängnis, oder?«

Erst im Nachhinein fiel mir ein, dass ich von dem Rollstuhl der Klinik abhängig war und Hilfe bräuchte, um die Klinik verlassen zu können. Ich sage es Ihnen aber hier im Vertrauen: Wenn ich von etwas genug habe, dann tue ich, was getan werden muss! Ich wäre aus dieser Klinik gerobbt, im besten Militärstyle und höchst passend zu den »Tarnklamotten« um mich herum. Meine Taschen hätte ich, am Bein festgebunden, hinter mir hergezogen. Vom siebten in den ersten Stock. Flur für Flur. Egal, was jemand gesagt hätte, sie hätten mir eine Beruhigungsspritze geben oder die Polizei rufen müssen. Es reichte mir! Als ich all dies später einer Freundin erzählte, meinte sie: »Ja, du hättest es gemacht! Was war denn da los? Die in der Reha sind doch da, um dich gesund zu machen. Du bist eine starke Frau, aber was sollen denn andere da machen?« Gute Frage. Die Mutter dieser Freundin war in der gleichen Klinik gewesen, irgendeine Infektion wurde bei ihr festgestellt (kein Corona!), und prompt kam sie in Quarantäne. Ihre sonstigen Erlebnisse stimmten genau mit meinen überein. Nach diesem Gespräch fühlte ich mich weniger als Störenfried.

Es war immer noch Montag. Der Chefarzt kam eine halbe Stunde später. Es schien, es hatte geholfen, unangenehm zu werden. Oder wie mein Ex-Mann immer sagte: »Mache ihr Problem nicht zu deinem.«

Als der Arzt vor mir stand, sah ich es sofort: Etwas stimmte nicht. Er schaute zu Boden und wich meinen Blicken aus. Dann erklärte er, dass der Test zwar negativ sei, aber er mich leider nicht aus der Isolation lassen könne, seine Hände seien gebunden, da würden andere entscheiden, und zwar die Leute in der Verwaltung, sie würden alles vorschreiben. Sie würden auch die genauen Regeln kennen und stünden in ständigem Kontakt mit dem Gesundheitsamt. Alles müsste gesetzestreu geregelt werden.

Ich solle mal überlegen, nun morgen nach Hause zu fahren. Ich traute meine Ohren nicht!

Die Erklärungen gingen aber noch weiter. Ich sei ja noch ein Einzelbeispiel, aber die Klinik müsse sich wohl mit neuen Handhabungen beschäftigen. Es würden bald mehr Leute mit Symptomen, wie ich sie hätte, kommen, und die könnten ja nicht alle auf unbestimmte Zeit in der Klinik isoliert liegen, ohne die Reha beginnen zu können. Das sei zu teuer. Der Arzt sah traurig aus, als wüsste er, wie untragbar die Situation für mich geworden war. Ich lag den achten Tag in dieser Klinik und hatte noch keine einzige Übung gemacht. Der Knallersatz sollte aber noch kommen: »Es wäre fast besser gewesen, wäre der Test positiv gewesen, dann hätten wir einen CT-Wert gehabt, der hoffentlich über 35 gelegen hätte. Im negativen Test wird leider kein CT-Wert genannt.«

Die Zahl 35 war für mich neu, hatte doch wenige Tage zuvor die Grenze für das Beenden der Isolation bei einem Wert von 30 gelegen. Und das gab ich auch laut zu verstehen.

Er sei falsch informiert worden, sagte der Arzt niedergeschlagen und, bevor er ging, dann noch: »Ich habe nicht ohne Grund gekündigt. Ich bin nur noch vier Tage hier.« Ich konnte diesen Arzt sogar verstehen, er wollte ein gutes Verhältnis zu seinen Patienten und Patientinnen haben, er hatte gespürt, dass er mir bei diesem unsäglichen Verlauf eine Erklärung geben musste. Er zeigte mir also, dass er eigentlich auf meiner Seite war. Es hat geholfen.

Inzwischen war es nach 16 Uhr, ich hatte also eine knappe Stunde Zeit, um mit dem Reha-Team in Hamburg, wo mein Rollstuhl und mein Rollator bereitstanden, und mit der Autovermietung zu telefonieren, um alles erneut zu organisieren. Und zuallererst musste ich James fragen, ob er mich tags darauf holen könnte. Er konnte, obwohl er meine Aktion immer noch für eine denkbar schlechte Idee hielt.

Als ich im Reha-Team anrief, bekam ich zu hören, dass, obwohl längst alles besprochen, es keinen Rollator mehr für mich gab. Was? Nach einigen Gesprächen kam heraus, dass der Zuständige im Reha-Team Hamburg vergessen hatte, den Rollator bei der Krankenkasse einzureichen. Das wurde nun, nach einigem Druck von mir, schnell nachgeholt. Um die Sache zu beschleunigen, rief ich auch bei der Krankenkasse an, aber die zuständige Person war nicht mehr da. Die Frau, mit der ich telefonierte, meinte aber: »Ich kann gerne nachschauen, ob etwas vom Reha-Team gekommen ist.« Das war nicht der Fall.

Als ich daraufhin wieder beim Reha-Team Hamburg anrief, antwortete eine automatische Stimme, dass gleich jemand für mich da sein würde. Danach hing ich in der Warteschleife, aber nur, um auf einmal die Nachricht zu hören: »Bitte rufen Sie zu unserer Geschäftszeit an.« Ich rief in ihrer Geschäftszeit an. Natürlich.

Ich hatte solchen Stress. Und sehr viele Gründe, dass mein Blutdruck wahrscheinlich wieder auf 150 oder mehr gestiegen war. Ich befand mich in einem Albtraum – bei vollem Bewusstsein. Durchgehend war auch die Angst da, ob die Entscheidung, nach Hause zu fahren, wirklich die richtige war. Die Alternative wäre gewesen, zu bleiben und weiter – quasi bis zum nächsten Test – abzuwarten, wann auch immer ein solcher überhaupt gemacht worden wäre. Dieser Test hätte dann aber in jedem Fall positiv sein müssen, und zwar mit einem CT-Wert über 35. Ein negativer Test hätte nicht ausgereicht, wie ich wusste, denn den hatte ich ja schon. Meine Entscheidung basierte also nur darauf, dass die Alternative schlechter war. Absurd. Nach dem ganzen Hickhack schaffte ich es merkwürdigerweise, mich selbst zu beruhigen, und vertagte alles Weitere auf den nächsten Morgen, den Abreisetag.

Vorbereitungen zur Flucht

Es war der Tag meiner Abreise aus der Rehabilitationsklinik, die für mich keine gewesen war. Mein Mobiltelefon zeigte halb acht, ich war durch die Morgenroutine geweckt worden. Gut so, denn ich wollte so früh wie möglich beim Reha-Team in Hamburg anrufen. Die letzten Dinge zum fehlenden Rollator mussten geregelt werden. Manchmal gibt es in schwierigen Momenten unerwartete Überraschungen. Der Rollator, wie ich durch das Telefonat erfuhr, war auf einmal abholbereit! Alles lief wie geschmiert.

James brauchte mit dem Mietauto für die Strecke von 226 Kilometern etwa zweieinhalb Stunden. Danach würde er mit mir nach Hamburg zurückkreisen und anschließend weiter hoch in den Norden, nach Dänemark, insgesamt wären das fünf, sechs Stunden Fahrt – je nach Verkehr und laut Verordnung ohne jeglichen Stopp. Ich würde also die berüchtigte Windelhose tragen müssen und so wenig wie möglich unterwegs trinken. Apropos Windelhose, ich musste ins Bad! Ich hievte mich in den Rollstuhl und fuhr los. Mittlerweile war dieses Vorgehen Routine geworden, wenn auch verbunden mit Atemproblemen, die mich nach wie vor zutiefst verunsicherten.

Als ich im Bad fertig war und gerade wieder im Bett lag, kam das Frühstück. Das passte, ich musste mich dafür nur erneut in den Rollstuhl hieven und zum kleinen Tisch rollen, das war aber gut, da mehr Bewegung! Ich hatte es mir zur Aufgabe gemacht, unbedingt jede Mahlzeit am Tisch einzunehmen – trotz aller Anstrengung. Jeden Morgen, Mittag und Abend schaute ich aus dem großen Fenster und versuchte, die Mahlzeiten zu genießen. Das war nicht leicht. Ab und an habe ich dabei weinen müssen, weil ich mich so machtlos fühlte. Außerdem war ich in Sorge über das, was noch kommen sollte. Ich bewegte mich schon viel zu lange viel zu wenig. Meine Bad-Touren und das kurze Rollen zum Tisch war alles. Abgesehen von dem gelegentlichen Bettsport, worunter ich mir als Sexologin eher etwas anderes vorstellte.

Zwischendurch trainierte ich auch meine Lunge, indem ich in den Strohhalm pustete und pustete, der in der Flasche mit dem Wasser steckte – das hatte mir schon bei den Panikattacken auf der Intensivstation geholfen. Ich kam aber, trotz aller optimistischen Versuche, in dem kleinen, deprimierenden Zimmer körperlich nicht viel weiter. Wie schön, dass es bald vorbei wäre. Ich hatte in der Tat das Beste daraus gemacht, wie mir der junge Mann von dem Transportunternehmen geraten hatte: Ich konnte jetzt Rollstuhl fahren, und noch besser: Ich konnte selbsttätig in das Gefährt »einsteigen«. Ich war mobilisiert!

Ein langer Weg in mehrerlei Hinsicht

Die WhatsApp-Nachricht leuchtete zehn Minuten vor zwölf auf: »Mum, da sind einige Häuser, die aussehen wie ein Haupteingang …« Yes! James war da und wusste nicht, wo sich der Eingang der Klinik befand. Das kam mir doch sehr bekannt vor. Nun rief ich den Chefarzt an, er hatte mir gesagt, dass er bis zum Mittag in einem Meeting sei, doch danach meinen »Auszug« begleiten könnte. Er hatte mich dazu auf dem Handy angerufen, ich hatte so seine Nummer speichern können. Als ich nun mit ihm sprach, bat er mich, meinem Sohn zu sagen, dass er zum anderen Eingang fahren sollte, dort könne er draußen warten. Meine fast bissige Antwort: »Wir haben schon bei meiner Ankunft über vierzig Minuten gebraucht, diesen *anderen* Eingang zu finden, könnten wir heute eine bessere Lösung finden?« Der Arzt meinte daraufhin, dass er zum Haupteingang eilen würde, um James den Weg zu zeigen. Dann wäre auch der Blick auf die Impfpapiere erledigt. Danach würde er mich abholen und zum Auto bringen. Wie alles auf einmal wie am Schnürchen lief! Sie waren in dieser Klinik wirklich darauf erpicht, mich als Patientin loszuwerden.

James erzählte mir später, wie es mit dem Arzt abgelaufen war. Als er meinen Sohn auf dem Klinikparkplatz entdeckte – ich hatte ihm sowohl das Mietauto als auch meinen Sohn beschrieben –, bückte er sich, von Kopf bis Fuß in Tarnklamotten, zur Scheibe herunter und fragte, ohne sich vorzustellen: »Darf ich mich kurz zu Ihnen setzen?« James nickte zustimmend, obwohl er sich wunderte, was dieser fremde Mann im Wagen wollte. Erst nachdem sich der Chefarzt ins Auto gesetzt hatte, stellte sich dieser vor und sagte dann, von seinem schlechten Gewissen sichtlich erdrückt: »Ich möchte mich bei Ihnen dafür entschuldigen, wie in dieser Klinik mit Ihrer Mutter umgegangen worden ist.« Für das Protokoll: Bei mir hat sich bisher niemand entschuldigt.

Im Gegenteil. Diese Klinik hat mich auf den Kosten der Abholung sitzen lassen, dabei machten diese nur einen Bruchteil von dem aus, was der offizielle Transport gekostet hätte. Auch Tatsache: Die Klinik und nicht ich war von der Krankenkasse mit der Rückbringung beauftragt worden. Nun hatte ich also die Organisation *und* die Kosten für sie übernommen! Diese Klinik soll mal jemand verstehen.

Zurück zur Abfahrt! Nachdem alle Formalitäten erledigt waren und James zum richtigen Ausgang geführt worden war, spurtete der Arzt zu mir hoch in den siebten Stock. Ich saß schon im Rollstuhl, bereit, den gelben Raufaserraum zu verlassen.

Eigentlich hätte ich es mir denken können: Auch ich musste die Schutzmontur anziehen. Ganzkörperlich in Grün, mit Haube und Gesichtsmaske plus blauen Silikonhandschuhen, schwitzte ich schon, bevor wir das Zimmer verließen. Wir blieben zu zweit, weil der Arzt meinte, dass wir keine anderen Personen der Infektionsgefahr aussetzen sollten. Nun hatte ich aber mehrere Taschen, die dann der Arzt für mich tragen wollte. Was aber hieß: Ich musste selber den Rollstuhl fahren, mit den Armen an den beiden großen Rädern. Wir waren noch nicht beim ersten Fahrstuhl angelangt, als ich merkte, dass ich kaum noch Luft bekam.

Ich sagte: »Wenn Sie nicht gleich den Notarzt rufen wollen, müssen wir den Weg zum Auto anders regeln – ich werde sonst ohnmächtig.«

Im Gesicht des Arztes zeichnete sich eine Mischung aus Schreck und Überraschung ab. »Oh, ja, es ist vielleicht nicht so gut, wenn Sie selber fahren … Könnten Sie vielleicht selber Ihre Taschen tragen, äh, fahren, dann schiebe ich den Rollstuhl?«

»Gut«, erwiderte ich, »stellen Sie mir die Taschen auf den Schoß, es wird schon gehen.« Ich wollte nur noch weg, egal wie.

Die neue Transportvariante wurde noch im Fahrstuhl zu unserer Zufriedenheit geregelt, während es einige Etagen weiter nach unten ging. Als wir den Fahrstuhl verließen, stapelten sich meine beiden Taschen auf den Oberschenkeln, bis hoch zu meinem Kinn, ganz oben lag meine Handtasche. So kurvten wir durch die Gänge im Keller, die ich bei meiner Ankunft schon kennengelernt hatte. Für meine Atmung war es definitiv besser, wenn ich nicht selber die Räder vom Rollstuhl drehte. Dann lieber schwere Taschen auf dem Schoß!

Wir warteten dann vor dem nächsten Fahrstuhl. Die Tür ging auf, und zwei Fremde starrten uns teilnahmslos an; wir mussten COVID-19-bedingt also auf den nächsten Fahrstuhl warten. Es dauerte, bis ein leerer kam. Ich versuchte, ruhig zu atmen, während ich vor meinem inneren Auge nur noch meine heiß ersehnte Entlassung aus dieser unangenehmen Anstalt sah.

Bei dieser Etappe meiner Flucht stoppte der Fahrstuhl auf *jeder* Etage, weil andere Leute gedrückt hatten. Sie mussten dann warten. Endlich kamen wir an, es fehlte nur noch der letzte Flur zum Ausgang.

Der Arzt schob den Rollstuhl in genau die richtige Richtung – in Richtung Freiheit. Ich musste mir meine Maske leicht vom Gesicht herunterziehen, um Luft zu bekommen, schon im Fahrstuhl hatte ich mich durch die vielen Stopps und die schweren Taschen auf dem Schoß fast übergeben. Aber bald würde ich es geschafft haben, es waren noch wenige Meter bis zur Tür. Eine Krankenschwester machte uns auf, als sie uns von Weitem sah. Wir waren sicherlich ein beeindruckender Anblick für sie, in der Tat hatte sie etwas perplex gewirkt.

Als wir Sekunden später in die frische Luft fuhren, erkannte ich den Eingang von dem nebeligen Abend wieder. Dann sah ich ihn! Meinen ganz privaten Retter in der Not! Sohnemann. Groß und schlank, mit breiten Schultern, dunklen Haaren und Dreitagebart. Ein klassisch schönes, kantiges Gesicht – und vor allem, er hatte einen Autoschlüssel in der Hand! Wie einen rauchenden Colt. Zack! Noch nie war ich so dankbar gewesen. Ich wollte nur noch weg. So schnell wie der Blitz.

Es fehlte bloß die letzte Hürde: Ich musste vom Rollstuhl ins Auto. Während meine Taschen im Kofferraum verstaut wurden, sagte ich siegessicher, dass ich es alleine in den Wagen schaffen würde. Der Rollstuhl stand schon an der offenen Beifahrertür, und ich versuchte halbwegs aufzustehen, genau wie am Bett in meinem Zimmer. Der Sitz im Auto war aber um einiges höher, und wenn der freundliche Arzt mir nicht zu Hilfe gekommen wäre und im entscheidenden Moment meinem Hintern mit beiden Händen einen ordentlichen Schubs gegeben hätte, wäre ich auf dem Asphalt gelandet. So konnte ich mich aber am Sitz festkrallen und wörtlich ein Bein in die Tür bekommen. Kurz danach saß ich im Auto. In Sicherheit.

»Ich schicke Ihnen gleich noch eine kurze Nachricht, damit Sie meine private Nummer haben, für den Fall, dass Sie Fragen haben. Das ist das Mindeste, was ich tun kann. Das Ganze ist ja in Ihrem Fall leider nicht optimal verlaufen, Frau Henning.« Bei dieser Bemerkung des Arztes durch das offene Fenster rollte das große, schwarze Auto mit den herrlich weichen Sitzen schon los. Ich war on the road again!

Fünf, sechs Stunden später parkte James in Dänemark vor unserem Haus, wo Louis gestreut hatte, durch Frost waren die Wege glatt gewesen, keine perfekte Bedingung für einen Rollstuhl. Louis hatte auch vor der Haustür eine Rampe gebaut, damit der Rollstuhl problemlos ins Haus kam. Das hatte ich vorsorglich organisiert, quasi bei ihm in Auftrag gegeben. Ich hatte mich durchgehend, wenn es meine Kräfte zuließen, um alles Wichtige gekümmert!

Bevor wir an diesem Abend zur kleinen Rampe an der Haustür kamen, musste Louis mich aber noch über einen schmalen, schrägen Weg hochziehen. Es war nicht leicht für mich, darauf zu vertrauen, dass Louis den Rollstuhl fest im Griff hatte. Ich spürte: In der nächsten Zeit würde ich von Louis abhängig sein. Immerhin trug er »nur« eine Maske und keinen Tarnanzug. Seine milden braunen Augen beruhigten meine Nerven. Love. Love. Love.

Abschließend bleibt zu sagen: Mein Sohn und ich unterbrachen nur einmal unsere Tour, nämlich zum Tanken; ich blieb (wie vorgeschrieben) im Auto. Wir fuhren aber beide ohne Masken, es wäre ansonsten womöglich noch zu dem medizinischen Notfall gekommen, und James hätte den Chefarzt anrufen müssen (die SMS von ihm war aber nie gekommen). Mein Sohn und ich haben auf der Fahrt von ihm mitgebrachte Schokolade gegessen, viel gelacht und gute Musik gehört. Ich musste den Sitz kein einziges Mal nach hinten versetzen, sondern saß aufrecht und hatte nicht die geringsten Luftprobleme. Ja, in den letzten Tagen hatte sich einiges gesundheitlich getan, vielleicht hatte aber auch die frühzeitige Abreise meinem Leben einen Push gegeben, der für die Genesung nahezu Wunder vollbrachte.

Und bei mir waren die Erfahrungen in der Rehaklinik nicht, wie es bei manchen Filmen heiß, »nach einer wahren Geschichte«, es *war* die wahre Geschichte.

PS: Für seine Fahrt zurück nach Hamburg hatte James einen Sechserpack bestes dänisches Bier im Kofferraum, von der lokalen Brauerei Fuglsang, gleich bei mir um die Ecke. Fuglsang bedeutet »Vogelgezwitscher«, und ja, die Vögel hätten fröhlich zu meiner Heimkehr gesungen, hätten sie von meiner langen und anstrengenden Reise gewusst und wäre es noch hell gewesen. Es war aber stockdunkel – und meine Reise war noch lange nicht zu Ende.

Endlich nach Hause –
in die Home-Reha mit Louis

28. Dezember 2021 – 11. Januar 2022

Die große Aufgabe, eine »Home-Reha« auf die Beine zu stellen, lastete schwer auf uns. Louis hatte die Logistik übernommen, und meine Mutter versorgte uns für die erste Zeit mit wunderbaren dänischen Leckereien. Sie hatte vorgekocht. Wir waren damit für einen Monat eingedeckt. Gut so, denn einkaufen und Mahlzeiten vorbereiten konnte ich nicht. Louis und ich bestellten online alles Weitere im Supermarkt, da die Infektionszahlen in Dänemark zu dieser Zeit explodierten, so wie später im Februar und im März 2022 in Deutschland. Noch nicht einmal mit Masken wollten wir rausgehen. Wir blieben zu Hause, völlig isoliert.

Wieder in Kontakt

Zwei Monate später, am 8. März, schrieb ich Hans, einem Freund beim ZDF: »Es geht mir endlich besser. Manchmal fühlen sich die Dinge fast normal an. (Sind sie aber nicht.) Ich bin selten außer Atem, es fühlt sich eher an, als ob ich nicht wirklich in Form bin. (Bin ich auch nicht!) Nur der Muskelaufbau am Hintern lässt auf sich warten. Das könnte man jetzt belächeln und meinen, dass noch keine Bikinizeit ist, aber leider sind damit auch andere Unannehmlichkeiten verbunden. So kann ich zum Beispiel immer noch nicht entspannt Treppen steigen, ich muss mich mit den Armen am Geländer hochziehen, die Kraft in den Beinen reicht nicht aus. Ich lebe damit und trainiere weiter, bin aber insgesamt guter Dinge. Dir eine schöne Woche! Ann-Marlene«

Sie fragen sich vielleicht: Wie ging Physiotherapie zu Hause, ohne dass ein Physiotherapeut oder eine Physiotherapeutin zu uns kam? Wie konnte das funktionieren? Längst hatte ich im Netz nach passenden Hilfsmitteln recherchiert, so nach Mini-Pedalfahrrädern. Die waren teuer und, wie ich in den Bewertungen lesen konnte, nicht wirklich stabil. Leider, denn bei den Problemen, die ich hatte, war die ständige Wiederholung von Bewegungen wichtig, damit das Gehirn wieder in Schwung kam. Schwimmen wäre auch gut gewesen – aber mit Maske und der Ansteckungsangst im Magen? So richtig viele Möglichkeiten gab es nicht. Louis und ich waren uns darüber im Klaren, dass es ein anstrengender und ungewöhnlicher Job werden würde, mich wieder fit zu machen. Wobei Louis immer wieder betonte, dass es uns am Ende – mit viel Geduld und Ausdauer – gelingen würde. Wir hatten dafür einen kleinen, feinen Plan ausgearbeitet.

Tischmanieren

Am zweiten Tag nach meinem Heimkommen begannen wir mit der Home-Reha. Dreimal täglich hatte ich drei kurze Übungen zu absolvieren:

1. Mithilfe des Rollators sollte ich mich vom Rollstuhl hochziehen und ins Stehen kommen und danach wieder hinsetzen (zwei-, dreimal hintereinander).
2. Stehend sollte ich so weit wie möglich in die Knie gehen und mich danach mit den Beinen wieder hochdrücken.
3. Im Stehen sollte ich auf der Stelle treten, die Beine also einzeln hochziehen und wieder absetzen, wie beim Gehen auf dem Fleck, während ich mich am Rollator festhielt.

Ich erinnere mich noch daran, wie schwer diese simplen Übungen für mich waren. Zu stehen, ohne mich festzuhalten, war erst einmal nicht möglich. Gehen auch nicht, ob mit oder ohne Rollator. Außerdem war ich bei den Übungen kurzatmig und musste mich generell durch sie quälen. Deshalb schafften wir sie meist nur zweimal am Tag, alles andere war zu viel. Ein spürbarer erster Fortschritt war, wie sich nach und nach die Anzahl der Bewegungen erhöhte und ich dabei immer weniger außer Atem kam. Es ging schnell! Schon nach wenigen Tagen entwickelte ich den ausgeprägten Drang, unbedingt gehen zu wollen. Es begann damit, dass ich, am Rollator stehend, die Hände in die Luft riss und schrie: »Louis, schau, ohne Hände!« Genau dies hatte ich während der Zeit in der Reha am Bett geübt. Ich drehte mich nun auch einmal, als ich am Rollator stand – und mit dem Rollstuhl hinter mir –, *ohne* mich festzuhalten, zwischen den beiden Geräten. Anschließend ließ ich mich breit grinsend auf den Rollatorsitz plumpsen.

Louis wirkte bekümmert: »Du hättest hinfallen können!« Ich sah aber auch Bewunderung in seinen Augen, Bewunderung über meinen Elan.

Bei allen Übungen hatte ich Rollator und Rollstuhl immer ganz dicht bei mir, weil ich tatsächlich Sorge hatte, womöglich umzufallen. Eines der großen Probleme bei den Nerven- und Muskelschädigungen, die mich betrafen (und zum Teil noch betreffen), bestand darin, dass die üblichen Meldungen ans Gehirn, simpel ausgedrückt, nicht so schnell ankamen oder manchmal gar nicht erst losgejagt wurden. Weil meine Füße davon betroffen waren, war es mit dem Gleichgewicht schwierig. Füße gleichen sehr viel aus. Ich war also wie ein tapsiges Kleinkind unterwegs. Und immer mit dem Gefühl der Schwere an meinem Körper.

Gerade kam Louis ins Zimmer, während ich diese Zeilen schrieb. Ich fragte ihn, ob er sich noch an die Home-Reha erinnere. Er lächelte und ging wortlos in die Knie, mit den Händen nach vorne ausgestreckt, als würde er Motorrad fahren. Dabei imitierte er mich mit dem Rollator und schrie mit piepsiger Stimme: »Ich kann nicht hochkommen, ich kann nicht hochkommen!« Ich hatte die Szene auch wieder vor Augen: Er lachte sich kaputt. Ich auch. Dann fügte ich hinzu: »Warte, bis du einen Schlaganfall bekommst!«

Sollten wir über diese Dinge lieber keine Witze machen? Doch, gerade!

Ich glaube, es war an meinem ersten Wochenende zu Hause, als ich Louis sagte, er solle mein Handy nehmen und mich filmen. Ich saß auf der Bettkante und hatte entschieden, mich mit den Armen hochzudrücken und – ohne Rollator – ins Stehen zu kommen. Von dieser Position aus wollte ich dann die eineinhalb Meter zu meiner Terrassentür gehen. Ich wollte *gehen!* Ich habe keine Ahnung, woher diese Anwandlung kam, war mir aber sicher, dass es klappte. Ich stolzierte rüber. Der Gang war langsam, Füße, Knie und Beine fühlten sich dabei an wie sonst auch, unheimlich schwer. Doch die acht kleinen Schritte, die bis zur Terrassentür nötig waren, wurden gemacht. Auch zurück zum Bett schaffte ich es allein. Bestnoten bekam ich für den künstlerischen Style nicht, aber eine Zehn für Mut.

Danach wurde unser tägliches Übungsritual erweitert:

1. Mit dem Rollator mehrere Runden um unseren großen Wohnzimmertisch drehen.

Louis ging immer direkt hinter mir, mit dem Rollstuhl, falls ich weiche Knie bekommen oder sogar fallen sollte. An einem Tag hatte ich bei meinen Tischrunden ein merkwürdiges Gefühl im Kopf wie ein kleiner Schwindel. Als würde sich in meinem Gehirn etwas zurechtruckeln. Stoisch setzte ich weiter einen Fuß vor den anderen und spürte tatsächlich, wie sich etwas in mir daran erinnerte, wie Gehen funktioniert. Es war berührend, alle Informationen waren auf einmal da. Danach ging alles noch schneller! Meine Mutter sagte einmal: »Seit deiner Geburt wolltest du irgendwohin. Alles sollte immer sofort passieren. Als du sprechen konntest, hast du gesagt: ›Ich kann das! Ich will alleine.‹«

Trotzdem habe ich während unserer Home-Reha darauf geachtet, mich nicht zu überfordern. Aber etwas in mir wollte jetzt, um jeden Preis, Bewegung. Nach all der Zeit im Liegen – nach acht Wochen, um genau zu sein! Außerdem war Bewegung wichtig, weil ich noch zweimal am Tag blutverdünnende Tabletten einnahm. Ich wollte das nicht mehr, lieber eher als später wollte ich sie loswerden. Aber da COVID-19 auch Gefäße angreift und sowohl Schlaganfälle als auch Thrombosen herbeiführen kann, konnte ich auf sie erst mal nicht verzichten. Das war nur möglich, wenn ich täglich rund fünf Stunden in einer aufrechten Position wäre.

Am Anfang hatte ich keine blasse Ahnung, wie mir das jemals gelingen sollte. Ich war zu schwach, verlor den Atem, ich konnte nicht noch länger um den Tisch gehen. Fünf Stunden täglich – undenkbar. Mit der Zeit gelang es mir aber, mehr im Haushalt und bei der Selbstfürsorge zu machen. Ich räumte auf, goss die Blumen im Wohnzimmer, startete eine Wäsche, ging zum Unkrautjäten in den Garten oder strich eine Wand im Keller – alles sehr langsam und noch ziemlich unsicher auf den Beinen. Ich presste mir frische O-Säfte, kochte Tee oder ganze Mahlzeiten, badete ausgedehnt und kürzte erfolgreich selber meine Nägel! Irgendwann war ich, fast unbemerkt, mehr in der Senkrechten als in der Waagerechten. Und ich war die Tabletten los. Aber erst mal dauerte und dauerte alles.

Ich ging mit dem Rollator – und Louis mit dem Rollstuhl im Schlepptau –, bald ewige Runden um den Tisch herum und auch quer durch das ganze Haus. Wir haben keine Türschwellen, alles ist offen und großzügig angelegt. Ich ging und ging und ging. Wir hatten im Netz gelesen, dass es eine gute Sache sein könnte, beim Gehen zu sprechen. Wenn ich fünf Minuten schaffte, ohne dabei außer Atem zu kommen, sollte man es mit zehn Minuten probieren. Und so weiter, bis fünfzehn Minuten. Ich unternahm lieber viele kurze Touren von etwa fünf Minuten – sprechend oder singend. Alles andere wäre zu langweilig geworden. Fünfzehn Minuten durch das Haus gehen! Nö. So schön die Einrichtung auch ist, fünf Minuten mussten reichen. Dabei atmete ich ganz ruhig weiter. Das Gehen war so wunderbar!

Übrigens war meine erste Tat nach dem Kauf des Hauses, alle Raufasertapeten entfernen zu lassen. Was für eine Wohltat! Ich schaute nun während meiner Gehübungen auf frisch geputzte, weiß gestrichene Wände und hatte den schönen Ausblick durch die besonders breite, neue Terrassentür auf den Garten. Auffällig war allerdings, dass ich – wie aus dem Nichts – bei jeder Tätigkeit dringend eine Pause brauchte. Gefordert vom Fatigue-Syndrom, einem Ermüdungs- und typischem Long-Covid-Symptom. Dazu gehört, dass sich die Reflexe verlangsamen und die Muskeln ermüden oder sogar wehtun. Ich hatte deshalb erneut Sorge, hinzufallen. Ich tat es nie, befürchtete aber fortwährend, die Kontrolle über die Beine zu verlieren, sie konnten jederzeit einknicken. Diese Schwäche hat sich immer vorsichtig angedeutet, und Louis und ich haben dann rechtzeitig abgebrochen.

Beim Fatigue-Syndrom kann auch Schwindel hinzukommen, und es können Schwierigkeiten auftauchen, wenn Entscheidungen getroffen werden müssen. Ich konnte mich dann nur auf eines konzentrieren: Wo kann ich mich schnell hinlegen? Diese besondere Erschöpfung kann weiter mit emotionaler Instabilität in Verbindung stehen. Fragen Sie mal Louis dazu! Die Ungeduld schlug immer wieder zu. Bestimmen wollte ich! Ebendiese Tatsachen haben mir aber geholfen. Sie wissen das.

Der Waldscheißer

Die Home-Reha lief also toll, trotzdem hatte ich diverse Probleme, die sich nicht wirklich besserten, es fiel mir zum Beispiel sehr schwer, Treppen zu steigen. Ich wollte unbedingt einen Profi darauf schauen lassen, war in Sorge, etwas falsch zu machen oder zu übersehen. Nach wie vor hatte ich jedoch Angst, mich irgendwo da draußen anzustecken. Die Infektionszahlen in Dänemark waren durch die neue Omikron-Variante hoch. Es fühlte sich zum wiederholten Male an, als würde ich zwischen zwei Risiken wählen müssen – es war ein Patt.

Ich begann mich trotzdem intensiver mit der Möglichkeit einer Rehabilitation in Dänemark auseinanderzusetzen und rief eine dänische Ärztin an, die mich, wie vorgeschrieben, ins Krankenhaus zu einer Beurteilung schicken wollte. Danach erst könnte die entsprechende Reha-Stelle mich eventuell aufnehmen. Sie können sich denken, dass meine Lust, wieder ein Krankenhaus aufzusuchen, äußerst gering war, wenn es auch nur ambulant sein sollte. Ich erklärte der Ärztin deshalb, dass es Ressourcenverschwendung sei, mich zu begutachten, es gäbe ja schon einen umfangreichen Bericht über meinen Zustand – auf Deutsch. Wir entschieden, dass es einen Versuch wert sei, damit direkt irgendwo aufgenommen zu werden. Ich rief daraufhin in einem Rehabilitationszentrum bei mir in der Nähe an. Wenige Tage später hatte ich dort einen ambulanten Platz. Sie fanden eine Ausnahme, um mich zu behandeln. Es ging endlich los! Mit der Profi-Reha!

Für die Therapiestunden wurde ich von einem Krankentransport abgeholt, mit Rollstuhl und allem. Um in den Wagen einzusteigen, musste ich mein Bein höher heben als sonst, was schwierig für mich war, alles musste sehr konzentriert und mithilfe der Hände passieren. Während ich mich damit jedes Mal abmühte, stellte Louis den Rollstuhl in den Transporter und schnallte ihn fest. Der Fahrer durfte nicht mit anfassen! Ja, auch die flexiblen Dänen haben merkwürdige Regeln, die sie sogar einhalten. Die Fahrten fanden mit Masken bei allen Beteiligten statt. Womit wir wieder bei Anstrengung und Atemlosigkeit wären! Puh! In der Reha durften die Trainierenden die Masken abnehmen, das lag mir sehr, wie Sie wissen. Gleichzeitig hatte ich Furcht, mir etwas einzufangen. Omikron, zum Beispiel, die neue Variante.

Beim ersten Termin in dieser dänischen Reha wurden meine Fähigkeiten eingeschätzt. Es wurden kleine Poller aufgestellt und gezählt, wie viele Male ich in fünf Minuten den kleinen Parcours mit meinem Rollator umrunden konnte. Und nein, es waren keine Hindernisse eingebaut, die Strecke an sich war eine lange Behinderung, weil das Gehen noch so schwerfiel. Ich musste mich danach erst atemtechnisch beruhigen. Als Nächstes sollte ich (mithilfe der Hände) von einem Stuhl aufstehen und mich wieder hinsetzen, während gezählt wurde, wie viele Male ich es in einer Minute schaffen konnte. Die Physiotherapeutin, eine waschechte Dänin, Mitfünfzigerin mit blonden Haaren und grünen Augen, die leicht rundliche, aber muskulöse Figur im schicken Jogginganzug, wollte mich später mit mir selbst vergleichen, um kleine Fortschritte zu belegen. Dazu kam es aber nie, weil ich beim zweiten Termin schon ohne Rollator gehen konnte! Das zum Thema Schnellsein.

Meine Fähigkeiten entwickelten sich wie bei einem kleinen Kind, das gerade gehen lernt: einmal eine kurze Strecke zwischen Mama und Papa gelaufen (oder zum Fenster gestolpert und zurück), dann einige wenige weitere Versuche – und schon ist es so weit. Viel später meinte meine Physiotherapeutin: Ich hätte ein feinfühliges Körperempfinden, welches mir bei den Übungen sehr helfen würde. Ich sagte es bereits: Ich bin Körperpsychotherapeutin, arbeite mit Klienten und Klientinnen andauernd mit Zentrierung und dem Atmen und so weiter. Jetzt kam ich selber in den Genuss meines Wissens. Alles war mühsam, aber das Wissen war da. Ich gehe noch immer wöchentlich zur Physio. Es gibt eben Dinge, die brauchen mehr Zeit.

Ach ja, was ist wohl der Waldscheißer? Eine Übung, die ich schon zu Hause mit Louis stehend am Rollator gemacht hatte, ohne ihren Namen zu kennen. In die Knie gehen und wieder hochkommen beschreibt es am besten. Die Therapeutin schaute mir beim Training zu und machte eine minimale Korrektur.

»Wenn du in die Knie gehst«, sagte sie, »ist bei dir der Hintern über den Fersen, Ann-Marlene. Nimm den Po weiter nach hinten. So wie du es machst, würdest du dir selber in die Schuhe scheißen, solltest du mal im Wald ›müssen‹.« Daher der Name »Waldscheißer«. Und was soll ich sagen: Mein Hintern war vorne gewesen, weil die Übung ansonsten zu schwierig gewesen wäre. Weiter nach hinten mit dem Po war tatsächlich kaum möglich, ohne dass meine Streichholzbeine zitterten und mir wegzuklappen drohten. Ich pustete vor Anstrengung, und meine Muskeln am Hintern taten weh.

»Das ist Training«, erklärte mir die Therapeutin gelassen, die Lis hieß.

»Bist du sportlich, normal oder Kuchen?«, fragte sie mich einmal, als sie meine Anstrengungen sah.

»He?« Ich hatte keine Ahnung, was sie meinte, der Kuchen gefiel mir aber am besten. »Kuchen«, sagte ich.

»Ja, das habe ich sofort gesehen, als du hereingekommen bist«, erklärte Lis. Sie sagte mir, ich sähe so aus, als ob ich es am liebsten bequem hätte. Ja, ich bin ein Sportmuffel.

Am Ende meines ersten Termins fragte mich Lis nach einem konkreten Trainingsziel. Ich war mir sicher, dass es dabei nicht um das Treppensteigen gehen sollte, das wäre zu früh und zu weit gegriffen. Ich schlug deshalb vor, ein Ziel könnte sein, von einem Stuhl aufzustehen, ohne Zuhilfenahme der Hände und Arme. Das fand Lis in Ordnung.

»Wann möchtest du das können?«, fragte sie.

Ich überlegte kurz: »In drei Wochen oder in einem Monat …?« Ich sah Lis fragend an, weil ich keine Vorstellung davon hatte, wie schnell so etwas gehen könnte.

»Nein, das ist zu lange, wie wäre eine Woche oder zehn Tage?«, schlug Lis vor.

Ich entschied mich für die zehn Tage.

»Ich sage, dass du es schaffst, Ann-Marlene. Und worum wetten wir?« Lis hatte anscheinend schon eine Idee. »Lakritz-pfeifen?«

Dänische Lakritzpfeifen, weich und süß, sind der Hammer!

Unsere Wette sah so aus: Würde ich es in der Zeit *nicht* schaffen, freihändig aufzustehen, müsste mir Lis Lakritzpfeifen mitbringen. Unsere Wette wollte sie wohl kaum verlieren, sie glaubte also an mich.

Zum nächsten Treffen nahm ich Lakritzpfeifen mit, denn nach nur wenigen Tagen hatte ich durch häusliches Training mein Ziel geschafft. Lis hatte recht gehabt, ich konnte mehr, als ich angenommen hatte. Ich verlor also die Wette, aber gewann, weil ich besser vom Stuhl aufstehen konnte.

Louis hatte mich bisher zu allen Terminen begleitet, das Handling mit dem Rollstuhl übernommen und mich durch die Gänge geschoben, wenn ich zum Gehen zu schlaff war. Er passte auf mich auf. Es hat mich beruhigt, wenn er in der Nähe war, ich war häufig seltsam unsicher. Lis meinte dann irgendwann, dass Louis mich laufen lassen sollte. Ha! Laufen lassen! »Du darfst sie nicht in Watte packen, Louis!«, sagte sie zu ihm und zu mir: »Du bekommst jetzt einen Tritt in den Hintern, Ann-Marlene. Vergiss es, dir Sorgen zu machen! Was soll schon passieren? Dann fällst du eben hin. Selbst bei deiner Körpergröße ist das kein hoher Fall!« Danach sagte sie mir, dass das Körpergedächtnis »in Gang getreten« werden müsste, die Informationen seien da, aber sie wären »eingeschlafen«. Das entsprach genau meiner Wahrnehmung. Mit Lis zu arbeiten war genau mein Ding. Sie konnte mich handeln.

Bei jeder Physiotherapie fuhr ich als Erstes Fahrrad. Lis kam später dazu, wenn ich zwanzig Minuten alleine in die Pedale gestrampelt hatte. Ich machte dann, unter ihrer lässigen, aber präzisen Beobachtung und mit klaren Anleitungen, verschiedene Übungen. An einem Tag hatte ich den Sitz sehr weit unten auf dem Fahrrad gelassen, weil ich zu faul war, ihn umzustellen. Ich saß schon, als ich es bemerkte, und das Absteigen war mir viel zu aufwendig. Ich mochte aber auch das Gefühl, dass die Kraftanstrengung mit dem niedrigeren Sitz woanders hinging als sonst.

Als Lis um die Ecke kam und mich sah, meinte sie: »Du weißt schon, dass der Sattel viel zu niedrig ist, oder?«

»Hm, mir klar«, antwortete ich salopp.

»Weißt du auch, dass du dabei völlig bescheuert aussiehst?« Sie grinste.

Ja, den Verdacht hatte ich auch schon, aber wen interessierte das gerade?

Es gab noch eine kleine Sache, die mich öfter beschäftigte. Der Arzt aus der Rehaklinik in der Nähe von Hannover hatte in meinen Entlassungspapieren notiert, ich dürfte kein Auto fahren, bis ein ärztliches Attest vorliegen würde, was meine Fahrtüchtigkeit betraf. Das hatte ich Lis erklärt, weil der Transport zur Therapiestunde belastend war. Das Reha-Team lag nur fünf Autominuten entfernt, doch für die Hin- und Rückfahrt ging viel Zeit ins Land, weil der Transporter nicht beliebig bestellt werden konnte. Wir mussten meist um die dreißig Minuten in Verbindung mit der

Abholung warten, zweimal pro Trainingssession. Und Sie wissen ja, wie es mir mit dem ewigen Warten geht. Wie gerne wäre ich selber gefahren, mein Pkw befand sich aber noch in Hamburg. Ich hatte allerdings längst das Gefühl, dass Autofahren möglich wäre, ärztliches Attest hin oder her. Meine Probleme entstanden erst, wenn die unteren Extremitäten beansprucht wurden, nicht beim entspannten Sitzen im Auto.

Lis fragte mich nach einer Erklärung für das Fahrverbot: »Wieso darfst du nicht fahren?«

»Ich kann doch nicht gehen, brauche immer wieder den Rollstuhl«, sagte ich, um die Aussage des Reha-Arztes zum Autofahren irgendwie in Ehren zu halten.

»Na ja, guck mal aus dem Fenster«, meinte Lis dann, »da siehst du, wer hier mit Krücken reingehumpelt kommt und sich nachher direkt ins Auto setzt, um loszufahren. Natürlich kannst du fahren.«

Ich sage nur, andere Länder, andere Sitten. Und eine andere Lebensqualität.

Irgendwann fuhr James mein Auto nach Dänemark, und zur nächsten Physio-Stunde setzte ich mich problemlos hinters Steuer. Das erste Mal war noch Louis dabei, der äußerst ungern selber fährt, er ist als Wahl-New-Yorker Taxi gewohnt, danach fuhr ich immer alleine. Fast zwei Monate später, als ich es wagte, im Pkw nach Deutschland zu reisen, besaß ich immer noch kein ärztliches Attest zur Fahrtüchtigkeit. Eine wahre Freude! Ich bin mir sicher, mein deutscher Arzt hätte mir bei Bedarf meine Fahrtüchtigkeit bestätigt, ich habe ihn aber gar nicht danach gefragt. Er war nur darüber überrascht, wie gut es mir schon ging, als ich mich erstmals bei ihm vorstellte.

Aus dem Gleichgewicht

Im Laufe vieler Wochen trainierte ich bei Lis Ausdauer und Muskelaufbau. Es war toll, wie sie alles erklärte. Vieles, was ich täglich spürte, hatte Gründe, und es gab Möglichkeiten, Verbesserungen zu erzielen. Eine kleine unfreiwillige Pause gab es, als Lis Omikron bekam, sie war aber nach fünf Tagen wieder da. Unseren Termin sagte ich ab, es war mir zu riskant, nach ihrer so kurzen Isolation wieder mit ihr zu arbeiten.

Als ich sicher war, dass Lis nicht mehr ansteckend sein konnte, nahmen wir uns mein Gleichgewicht vor. Lis wusste, dass ich mich körperlich unsicher und wackelig fühlte. Ich hatte dabei aber nicht ans Gleichgewicht gedacht, sondern eher, dass meine Beinmuskeln zu schwach seien. Lis erklärte mir, Füße hätten beim Gleichgewicht Wichtiges zu tun, sie würden das ausbalancierte Stehen und Gehen koordinieren. Meine Füße waren tatsächlich von dem langen und vielen Liegen nicht gerade in Hochform, auch waren die Nervenbahnen geschädigt. Wir mussten also etwas tun. Beim nächsten Training wies Lis auf einen großen Ball. Ich sollte mich draufsetzen.

»Jetzt bitte dein rechtes Bein heben, dazu den linken Arm. Wieder absetzen. Zehnmal hintereinander, mein Fräulein.« Lis verfolgte meine Bewegungen und zählte laut mit. »Nun die andere Seite!« Das ging alles gut, dann aber erhöhte sie den Schwierigkeitsgrad: »Noch mal, bitte, aber jetzt schaust du dabei hoch zum Arm.« Ich tat es – und fiel vom Ball. Lis' Kommentar: »Siehst du, das muss besser werden, wie willst du sonst beim Fahrradfahren den Jungs hinterherschauen, ohne hinzuknallen?« Da war was dran. Wenn Sie etwas Ähnliches probieren wollen, dann stellen Sie sich mal mit beiden Beinen hin, schließen dabei die Augen und heben danach ein Bein. Stehen Sie noch? Oder wurde es wackelig? Dieses Wackeln habe ich immer – mit offenen Augen.

In dieser Zeit begannen die Olympischen Winterspiele in Tokio. Manchmal sah ich mir die Schlittschuhläufer an. Sie hatten riesige Wölbungen genau dort, wo ich flach war – am Hintern. Ich sah das allmorgendlich im Spiegel, kurz vor dem Anziehen, wie meine Pomuskeln nicht nur schlaff, sondern kaum vorhanden waren. Die professionellen Eisläufer dagegen hoben ihre Beine leicht und elegant, setzten sich in die Hocke, kamen wieder hoch und sprangen in die Luft. Ich schaute die ganze Zeit auf ihre Hintern in den engen Hosen, nicht aus sexuellem Interesse, sondern aus reiner Bewunderung. Diese sich scharf abzeichnenden Wölbungen, das waren Muskeln! Ich wollte meine auch wiederhaben! Seit meiner Erkrankung betrachte ich diese Läufer mit anderen Augen, nämlich mit großem Respekt für das, was sie auf dem Eis leisten. Es sah mühelos aus, dahinter steckten aber jahrelanges Training und harte Arbeit. Nach der Performance saßen die Läufer hechelnd auf einer Bank, während sie auf ihre Punkte warteten. Einige formten kleine Herzen mit den Händen und hielten sie in die Kameras. Sie waren glücklich und erleichtert, die Kür beendet zu haben. Genauso ging es mir, wenn es mir gelungen war, vom Sitzen auf dem Boden ins Stehen zu kommen. Punkte gab ich mir natürlich nur selber, sowohl für den Schwierigkeitsgrad als auch für die akrobatische Ausführung. Das mit den Herzen ließ ich sein, es schaute eh keiner zu.

PS: Ich gucke bei den Männern ansonsten lieber auf die Wölbungen vorne. Echt jetzt.

Eine letzte Sache noch

Eine Situation im Rahmen meiner Physiotherapie war besonders beeindruckend für mich. Ich saß wieder einmal ganz außer Atem und völlig erledigt im Auto, nach nur fünfzig Minuten Training. Es war an diesem Tag sehr emotional gewesen. Für mich ist die körperliche Therapie gerade deshalb spannend, weil sie auch auf die Psyche wirkt. Es hatte mich besonders erwischt in einer Übung, bei der ich vom Stuhl aufstehen sollte – auf *einem* Bein. Mit beiden Füßen konnte ich es längst, ich hatte damit die Lakritzpfeifen-Wette verloren.

Lis hatte aber auf einmal gemeint: »Wir üben nun das Aufstehen – auf einem Bein!« Das geht so: Ein Bein steht (beim Sitzen) im 90-Grad-Winkel vorm Körper, das andere geht unter den Stuhl, also nach hinten, fast als würde man wie bei einem Sprint gleich loslaufen, nur dass die Hände nicht am Boden sind, sondern auf den Oberschenkeln.

»Jetzt bitte aufstehen! Auf dem vorderen Bein«, tönte es von Lis. »Ohne die Hände zu benutzen …«

»Das kann ich nicht. Nicht auf nur einem Bein«, versuchte ich mein Glück, davonzukommen.

»Du kannst!«, feuerte mich Lis an. »Streng dich an, du kannst das!«

Während ich abermals »Nein« sagte, spürte ich durch Lis' Aufmunterung, dass es vielleicht doch gehen könnte. Wir hatten früher geübt, dass der Oberkörper dabei nicht zu sehr nach vorne gelehnt sein darf, damit die Pomuskeln auch wirklich greifen. Es ist aber schwieriger, so aufzustehen als mit dem Schwung durch den Oberkörper – denken Sie dabei auch an den Waldscheißer. Ich spürte jedes Mal den Unterschied. Aber ja, ich stand auf! Stand auf einem Bein! Auf dem rechten. Ich machte das einige Male, dann meinte Lis, ich solle das Bein wechseln. Nun stand mein linkes, schwächeres Bein vor mir im 90-Grad-Winkel, und der rechte Fuß befand sich unter dem Stuhl.

Wieder sagte ich: »Ich kann nicht.«

Lis sagte: »Du kannst, du kannst!«

Dann fühlte ich es. Es war nichts da! Kein Impuls. Ich konnte noch nicht mal versuchen, mein Bein dazu zu bewegen, mich zu bewegen. In meinem Gehirn tat sich nichts. Nur ein Gefühl der Leere war da. Und der Traurigkeit. Auf der rechten Seite war es um Muskelkraft gegangen, bei der linken Seite hatte ich nicht die leiseste Ahnung, was da wie in Gang gesetzt werden sollte, damit ich aufstehen konnte. Unvermittelt begann ich zu weinen, es war ein höchst schwieriges Gefühl. In mir war etwas Emotionales losgetreten worden.

»Okay, alles klar, ich sehe das«, befand Lis. »Es ist was Neurologisches.« Sie erklärte mir, dass es so sei, als würde das Bein nicht angestoßen werden, sich zu bewegen. Ich wusste genau, was sie meinte. Noch immer flossen Tränen, ich fühlte mich so verloren, weil mein eigener Körper mir nicht gehorchte. Ich hatte keine Handhabe.

Lis bat mich, zur waagerechten Turnstange im Raum zu gehen. Diese Stange befindet sich vor dem Fenster, es gibt also einen freien Blick nach draußen. Sie stellte einen Stuhl davor. Auf ihm sollte ich sitzen und dann einige Male mit dem linken Bein aufstehen, unter Zuhilfenahme der Stange. Man glaubt es nicht, aber nach viermal aufstehen und wieder hinsetzen, mit dem linken Bein vorne und mithilfe der Arme, war ich vollkommen durchgeschwitzt. Allerdings war ein Aha-Effekt eingetreten: Ich spürte nun, welche Muskeln es waren, die da am Bein und am Po mitmachen sollten.

»Wir machen weiter«, sagte Lis. »Komm mit!«

Sie führte mich zu einer Wand, an der ein Gerät mit Gewichten stand. Vorne hing ein zehn Zentimeter breites, recht dickes Lederband, welches sie mir um das Becken legte. Mit all meiner Kraft sollte ich damit nun nach vorne gehen, wie ein Pferd, das Schweres hinter sich her zieht. Ich zog quasi die Gewichte an der Wand hoch. Auch hier galt es, sich nicht zu sehr vornüberzulehnen und mit dem Oberkörper zu ziehen, sondern mehr mit der Kraft aus den Beinen zu schieben.

»Richtig so! Schieb, schieb, schieb!«, animierte mich Lis.

Dreimal schaffte ich es, ganz nach vorne zu kommen, bis die Leine gespannt war, und danach rückwärts wieder zurück.

Lis sah mich prüfend an und traf eine Entscheidung: »Jetzt stellst du dich seitlich und machst das Gleiche.«

Ich ging also seitwärts. Hör mal, das gibt es doch nicht! Es war nicht schwierig, aber meine Psyche, mein Alarmsystem, meldete sich. Ich bekam Angst, dass ich, wenn ich mich falsch bewege oder loslasse, sofort nach hinten zum Gerät gezogen und gegen die Wand klatschen würde. Als ich Lis von meiner Sorge berichtete, lachte sie laut und sagte, sie hätte da mal so einen Umriss von einem Mann an die Wand geklebt wie aus einem Donald-Duck-Zeichentrickfilm, der durch den Aufprall durch die Wand verschwunden war, nur die Körperkontur sei übrig geblieben. Ha, ha, wie witzig! Ich sah es vor mir, ich würde hinten in der Umkleide liegen, nur mein Umriss würde von meinem Dagewesensein zeugen.

Trotz meiner Verunsicherung machten wir weiter. Bei diesem Seitwärtsschritt kam es besonders auf mein schwaches linkes Bein an. Wenn ich den Schritt mit dem starken Bein machte, stand das schwache ganz alleine da und hielt alles … oder auch nicht! Ich wackelte, und das Bein zitterte, ein Gefühl der Befangenheit baute sich in mir auf. Ich entschied, zurückzugehen – vorwärts! Ende und aus!

Lis und ich sprachen über mein eben Erfahrenes, und sie erzählte mir von einer Studie, in der Versuchspersonen auf einem Wackelbrett (eine halbe Kugel mit einem Brett darauf) standen. Rechts und links gab es Barren zum Festhalten, sollte es nötig sein. Elektroden waren an den Oberschenkeln festgeklebt. Die Probanden aus der Vergleichsgruppe hatten keinen Barren. In der Variante ohne Barren arbeiteten die Muskeln zu 48 Prozent mehr! Jene, die die Barren in der Nähe hatten, hielten sich zwar nicht an ihnen fest, sie boten nur psychologisch Sicherheit. Dennoch verließen sich ihre Muskeln darauf, dass schnell zum Barren gegriffen werden konnte.

Lis fuhr fort: »Die Sicherheit ist wichtig, ich achte aber darauf, dass ich sie dir nicht immer gebe – du musst sie am Ende selber finden. Manchmal helfe ich dir kurz und sage: ›Du kannst, du kannst.‹ Wenn du nämlich noch nicht an dich glaubst, kann ich an dich glauben. Wenn jemand an einen glaubt, lässt sich manchmal die Welt aus den Angeln heben.«

Das hatte mir zu denken gegeben. Diese innere Angst, dass überall ein Feind in meinem Körper sein Unwesen treibt, im Gehirn, in den Muskeln, im Herzen, was weiß ich, wo, war oft unerträglich. Es quälte mich: Wenn mich schon solche Übungen – so deutlich – verunsichern konnten, wie würde das denn erst im echten Leben sein? Tatsächlich bedeutete meine körperliche Instabilität, dass ich mich nicht in meiner Mitte verankert fühlen konnte. Ich fühlte mich psychologisch und emotional ungeschützt, denn ich war angreifbar und würde im möglichen Kampf schnell fallen. Das war Fakt.

Mit dem Zusammenspiel von Körper und Geist arbeite ich oft mit Klienten und Klientinnen, aber es selber zu erleben ist bekanntlich etwas anderes.

Lis gab mir Übungen für daheim mit, um meinen Körper, meine Muskeln und auch meine Psyche zu stabilisieren. Dass meine Traurigkeit durch dieses körperliche Wackeln ausgelöst sein konnte, hätte ich wissen müssen. Es hatte aber eine eigene Erfahrung gebraucht, bis ich es nachvollziehen konnte. Auch in der Sexual- und Paartherapie macht die Eigenerfahrung den entscheidenden Unterschied und Mehrwert. Dazugelernt!

Ansonsten waren meine Tätigkeiten, die ich zu Hause verrichtete, eine lange »natürliche« Physiotherapie. War ich am Anfang meiner Genesung im Keller und versuchte Wäsche aufzuhängen, musste ich zu bald aufhören, so sehr kam ich außer Atem. Bald hängte ich problemlos Bettwäsche und Handtücher auf. Oder ich wachte morgens auf und rollte in die Küche, um mir mein Frühstück zu machen: Es ging nicht, ich musste es sein lassen, ich war zu kraftlos. Ich konnte auch keinen Teller oder kein Glas aus den oberen Schränken holen, ich musste Louis rufen. O-Saft frisch zu pressen war schwer, weil die Kraft in den Fingern fehlte. Ich versuchte es dann immer wieder – bis es ging. Später war alles besser, ich stand vom Rollstuhl auf und nahm, was ich brauchte. Vieles blieb aber aufwendig und war von einem Gefühl der Unruhe begleitet. Was für eine merkwürdige Zeit!

Die Kraft zum Leben

Der Vater meiner Physiotherapeutin Lis war mit vierundachtzig Jahren gestorben. Wir sprachen lange über seine letzten Tage, und auf einmal kam das Thema auf, weiterleben zu wollen. Ich muss gestehen, dass es eine Phase im Krankenhaus gab, wo ich mir nicht mehr vorstellen konnte, die Energie aufzubringen, um weiterleben zu können. Heute schäme ich mich dafür, dass ich alles »so leicht« abgegeben hätte, aber das Leben war zu schwer geworden. Ich konnte nicht gut atmen und mich kaum bewegen, ich spürte keinen Ausweg, ich hatte innerlich aufgegeben. Zur etwa gleichen Zeit, als ich noch im Krankenhaus in Hamburg lag, hatte sich eine Kollegin von mir, die an einer seltenen degenerativen Krankheit litt, dazu entschieden, nicht mehr weitermachen zu wollen, für sie war das Leben nicht mehr lebenswert, sie schlief im Krankenhaus für immer ein. Ich las es auf Facebook, wo sich die Tochter für all die Gedanken und Wünsche bedankte. Mich hatte das zutiefst getroffen, und ich begann, über das Alter nachzudenken. Wie beschwerlich die letzten Jahre doch werden können. Ich dachte auch an die dreiundneunzigjährige Bettnachbarin im Krankenhaus, die doch keine spezifische Krankheit gehabt hatte, sondern nur schwach war, weil sie alleine zu Hause nicht ordentlich für sich gesorgt hatte. Warum bloß nicht?

Meine Gedanken waren erschreckend, denn: Es kann jederzeit zu Situationen kommen, in denen der Tod als die angenehmere Variante erscheint. Ich jedenfalls bekam Angst vor meiner eigenen Schwäche. Ohne den unglaublichen Einsatz meiner Ärzte und Freunde, meiner Familie wäre ich nicht mehr da.

Auf dem Boden der Tatsachen

Die Auswirkungen auf meine Muskeln und Knochen setzten mir am meisten zu. Das Hinsetzen beim Malen der Fußleisten im Keller, beim Einpflanzen von Blumen auf der Terrasse, aber auch in der Badewanne – es war lange ein Herunterplumpsen. Ich fühlte mich wie ein schwerer Sack, den man getragen hat und endlich loswerden darf. Irgendwann ging es besser und kontrollierter. Aber das Hochkommen danach! Das gestaltete sich sehr lange ausgesprochen anstrengend. Es erinnerte mich jedes Mal an einen Käfer, der hilflos auf dem Rücken liegt und mit den Beinen nur so zappelt. Oder ein Bein verloren hat, ja, geschädigt ist. Es ging eben einfach nicht mehr wie früher. Ich saß da und kam nicht hoch. Ich stellte ein Bein auf – das ging noch –, aber spürte sofort, dass kein Weiterkommen möglich war. Dann versuchte ich mich auf die Knie zu bugsieren und die Beine hinter mir aufzustellen. Das machte auch keinen Unterschied.

Jedes Mal wurde mir in dieser Position schmerzhaft bewusst, wie verloren ich war, musste ich ja darüber nachdenken, wie ich vom Fleck kommen sollte. Meine Beine trugen mich nicht, egal wie oder was ich anstellte. Jedes Mal schoss Angst durch meinen Körper. Es musste doch möglich sein hochzukommen, ohne Louis zu rufen. Fast schien es, dass mich jemand in dieser prekären Lage unbemerkt beobachtete, diesen menschlichen Käfer. Kafkaesk.

Wenn ich aus irgendeinem Grund schnell das Haus hätte verlassen müssen, wenn es brennen würde oder sonst etwas Unvorhergesehenes passiert wäre – was wäre dann gewesen? Ich wäre in meinem eigenen Körper gefangen gewesen. Vielleicht hätte ich es geschafft, herauszukrabbeln. Ich schämte mich meiner Hilflosigkeit, schaute mich um, aber meist war niemand da. Erst spät fiel mir der große, niedrige Tisch im Wohnzimmer oder mein Bett im Schlafzimmer ein, das sehr hoch ist. Je nachdem, wo ich gerade war, robbte oder krabbelte ich dorthin, legte Ellenbogen und Oberkörper auf den Tisch oder auf das Bett und manövrierte mich so in eine Position, in der ich meine Beine aufstellen konnte. Ab dann war es einfacher, weil weniger Gewicht auf den Beinen lastete. Ich zog mich mit den Armen hoch und stand bald aufrecht im Raum. Ich war doch kein verletzter Käfer. Ha! Es blieb dennoch ein dunkles Gefühl zurück.

Bei meiner Badewanne war es ähnlich. Am Anfang hievte ich mich vom Rollstuhl auf den Rand der Wanne und ließ mich mit den Armen ins Wasser. Aber wie kam ich wieder aus ihr raus? Ich hatte eine Idee! Nachdem das Wasser abgelassen war, stellte mir Louis einen kleinen Hocker in die Wanne, und so konnte ich mich mithilfe der Arme auf den Hocker ziehen und von dort auf den Wannenrand. Als Nächstes stellte ich ein Bein auf – wieder mithilfe der Arme und Hände –, dann das andere. Als Letztes musste ich nur noch nach dem Waschtisch greifen und mich hochziehen. Fertig! Definitiv war es mehr Hand- und Arm- als Fuß- und Beinarbeit.

Louis hatte ursprünglich vorgeschlagen, dass er mich aus der Wanne herausheben würde – aber haben Sie jemals versucht, einen schlaffen, erwachsenen Körper alleine irgendwo hochzuheben? Ich schon. Als mein Großvater sehr krank war, wachte ich in der Nacht über ihn und wollte ihn im Bett drehen, es war fast unmöglich. Als er zur Toilette musste, habe ich ihn fast aus den Armen verloren. Er war so schwach und dünn, und trotzdem konnte ich ihn kaum halten. Ich gab Louis also zu verstehen, dass es nicht infrage käme, mich zu heben, und machte dann den Vorschlag mit dem Hocker. Zum Glück funktionierte das.

Bei den ersten Malen, als ich badete, saß Louis die ganze Zeit daneben – auf dem Klodeckel. Er wollte nicht, dass ich allein diese akrobatischen Übungen machte und vielleicht noch in der Wanne ausrutschte. Auch für mich war es ein besseres Gefühl, wenn er da war. Beim Entspannen im Schaumbad konnte mein Körper ins seifige Nass abtauchen, ohne dass ich aus eigener Kraft hochkäme. Nach und nach wurde es aber mit meiner Beweglichkeit besser, und ich badete ohne Aufsicht. So schön war das. Endlich wieder Privatsphäre. Aber wenn es doch Probleme gab? Mein Handy lag immer in der Nähe. Das fühlte sich gut an. Gebraucht habe ich es nie, es sei denn, um Louis zu bitten, mir ein Glas Rotwein zu bringen. Einmal habe ich mir auch Schokolade von ihm liefern lassen.

Jetzt, drei Monate nach meinem Koma, steige ich spielend leicht in die Wanne und wieder raus, wenn auch sehr konzentriert.

Weitergekommen

In dieser Anfangszeit kämpfte ich viel, hoch und runter vom Fußboden, rein und raus aus der Wanne, in den Rollstuhl und wieder heraus. Ich trug noch lange die Windelhose, musste drei-, viermal pro Nacht zur Toilette, schlief also auch zu Hause nur wenig. Ich war traurig. Ich war fröhlich. Mein Körper war dabei, sich zu regenerieren, aber es tat zwischendurch so weh, dass ich nachts davon aufwachte – bis heute ist das so. Und mein Hintern ist nach wie vor flach.

Long Covid – sind meine Schmerzen jetzt für immer da?

Fast vier Monate waren vergangen, und ich hatte immer noch starke körperliche Beschwerden, und emotional war auch einiges durcheinandergeraten. Ich spürte häufig eine diffuse Angst, das Leben nicht mehr meistern zu können. Je mehr ich darüber nachdachte, desto unruhiger wurde ich, denn meine Symptome nach dem Koma und der Sepsis hätten nach der Physio deutlich weniger sein müssen. Wenn sich auch einiges getan hatte, es blieben hartnäckige Einschränkungen an den Beinen und Füßen zurück, und es fühlte sich manchmal sogar an, als wäre eine Verschlechterung eingetreten. Für mich war es bald Tatsache: Ich hatte Long Covid.

Long Covid?

Das Robert Koch-Institut (RKI) beschreibt Long Covid als »längerfristige gesundheitliche Beeinträchtigungen von körperlicher und psychischer Gesundheit, die im Zusammenhang mit einer vorangegangenen COVID-19-Infektion stehen und die Funktionsfähigkeit im Alltag und die Lebensqualität negativ beeinflussen«. Die Beeinträchtigungen treten entweder bereits in der akuten Erkrankungsphase auf und bleiben längerfristig bestehen oder erst Wochen und Monate nach der Infektion – manchmal auch mehrfach. Dabei werden unterschiedlichste Symptome von verschiedener Dauer genannt, allein oder in Kombination. Bislang lässt sich kein einheitliches Krankheitsbild eingrenzen. Ich werde aber versuchen, einen Eindruck davon zu geben, wie ein Long-Covid-Verlauf aussehen könnte. Ein Problem gibt es dabei bei einigen Erkrankten: Manchmal werden Symptome gar nicht erst in Verbindung mit der vorangegangenen COVID-19-Erkrankung gebracht.

Podcast mit Folgen

Als ich Mitte Januar 2022 wieder mit meinem Podcast »Ach, komm!« begann, behandelte ich in der Folge meine COVID-19-Erkrankung, damit die Hörer und Hörerinnen wussten, warum ich fast drei Monate ausgesetzt hatte. Im Anschluss schrieb mir eine junge Frau über die COVID-19-Erkrankung ihrer Mutter:

Liebe Ann-Marlene,
  meine Mutter wurde Ende Januar 2020 krank. Niemand hat zu dem Zeitpunkt an eine Corona-Infektion gedacht – meine Frage danach wurde Mitte Februar auf der damals noch zugänglichen Intensivstation nur mit einer hochgezogenen Augenbraue quittiert. Das wäre ja alles nur Panikmache. Von Ende Januar bis Ende Februar lag meine Mutter beatmet im Koma, wurde dann in eine Klinik gebracht, die eine spezielle Weaning-Station hat. Das »Entwöhnen« von der Beatmung dauerte dann auch einige Zeit. Sie wurde zuerst über einen Tubus beatmet, später über einen Luftröhrenschnitt.
  Danach war sie auf einer Normalstation. Das fiel zusammen mit dem generellen Besuchsverbot usw. Telefonieren ging zuerst nicht gut. Die Stimme war nicht wieder da, und die Feinmotorik für die Bedienung des Telefons fehlte – und halt einfach die Kraft. Wie du es auch in deinem Podcast beschrieben hast …
  Meine Mutter ist direkt nach Hause gegangen, eine Reha kam für sie nicht infrage, weil sie einfach Ruhe und die Gegenwart meines Vaters wollte. Die Tatsache, dass ihr so viele Wochen einfach »fehlten«, machte ihr sehr zu schaffen. Auch die plötzliche Traurigkeit, von der du auch sprachst. Sie hat in der ersten Zeit daheim Physiotherapie erhalten und geht momentan zweimal in der Woche weiterhin zur Physiotherapie. Sie fährt Auto, Fahrrad, macht lange Spaziergänge, arbeitet im Garten. Meine Eltern wa-

ren mit dem Wohnmobil unterwegs, alle Dinge des Alltags sind unproblematisch.

Aufgrund der Tatsache, dass sie mittlerweile mit dem Rauchen aufgehört hat, ist sie dadurch deutlich weniger kurzatmig als vor der Krankheit, und die Lunge wurde durch die Krankheit nicht nachhaltig geschädigt. Ihre Stimme brauchte etwas länger, um wieder so zu klingen wie früher – ich würde sagen, dass sie sich im Spätsommer 2020 wieder genauso anhörte wie vorher, also etwa ein halbes Jahr später.

Sie hat im linken Fuß wohl eine Nervenschädigung dadurch, dass sie lange mit verkrampften Zehen lag. An der Kraft und Beweglichkeit des Fußes arbeitet sie viel, hat aber ab und an dort Missempfindungen.

Mit ihrem veränderten Geschmack hadert sie sehr: Viele Dinge schmecken ihr nicht mehr oder anders als vorher. Vor allen Dingen bei Kaffee ärgert sie sich sehr – was ich gut verstehen kann! Es ist aber nicht mehr so schlimm wie direkt nach dem Krankenhausaufenthalt.

Ich wünsche dir nun eine rasche Genesung und viel Zuversicht und liebe Menschen um dich herum!

Herzliche Grüße,

Karen

Auch die Rennrodlerin Dajana Eitberger litt noch Monate nach ihrer Corona-Infektion unter den Spätfolgen. Der *Süddeutschen Zeitung* berichtete die Einunddreißigjährige von körperlicher Schwäche, Müdigkeit, Konzentrationsschwierigkeiten und Gedächtnislücken. An schlechten Tagen reiche die Kraft gerade für eine Buggy-Runde mit dem zwei Jahre alten Sohn. An guten Tagen schaffte sie wieder das Training auf der Eisbahn, ohne dass sie sich eine Woche lang davon erholen müsste, erklärte sie. Sie hatte sich im Dezember 2021 angesteckt. Fast wie ich.

Beide Berichte passen auf mich wie Arsch auf Hose, wenn ich es so frei sagen darf. Nur dass ich nie geraucht habe und meine körperliche Betätigung nicht auf der Eisbahn, sondern bei der Renovierung im Keller stattfindet oder im Garten.

Ich erwähne diese beiden Frauen, weil sie zeigen, dass, so unterschiedlich die Symptome bei Long oder Post-Covid sein können, es doch einige Parallelen gibt. Wir werden wohl in Zukunft noch viel mehr davon hören. Selber litt ich sehr lange – oder leide noch – unter einer ganzen Palette von Symptomen.

Immer dieses Kratzen im Hals

Es war Anfang Januar. Seit über einem Monat hatte ich Halsschmerzen. Sie begannen, als ich in der Reha isoliert lag. Meine Temperatur war um ein Grad gestiegen, aber nur für einen Tag, und der PCR-Test war positiv. Mehr passierte nicht, nur beim Schlucken tat es leicht weh, und es gab ein generelles Kratzen, das mich bis nach Dänemark begleitete.

Dann, auf einmal, etwa zwei Wochen nach meiner Heimkehr, trat an einem Abend, wie aus dem Nichts, ein zusätzlicher, eher schneidender Schmerz im Hals auf. Für wenige Sekunden, aber es war wie ein Messer, das durch eine offene Wunde fuhr, verbunden mit einem starken Kratzen danach. Es erschreckte mich sehr. Wenn ich mich aufregte, ob positiv oder negativ, zum Beispiel beim Erklären während eines Telefonats, kam der schneidende Schmerz wieder, so stark, dass ich auflegen musste. Es wirkte, als lösten bestimmte motorische Bewegungen des Halses einen kleinen Krampf aus.

Das Kratzen an sich blieb. Und blieb. Warum wurde ich es nicht los? Ich lutschte Salztabletten, trug ein Seidentuch um den Hals, gurgelte, aber der Schmerz und das Kratzen gingen nicht weg. Louis hatte es auch, wobei er noch kein Corona gehabt hatte, jedenfalls hatte er nie andere Symptome als das Kratzen und ist mehrfach wegen der Symptome beim Arzt gewesen und dort getestet worden, immer war das Resultat negativ. Dann, nach vier bis fünf Wochen, verschwand es komplett, ohne mein weiteres Zutun. Was war das gewesen? Der Feind in meinem Körper? Oder hatte ich nach der Delta-Infektion auch noch einen sehr milden Verlauf von Omikron gehabt? Viele berichten nach ihrer COVID-19-Infektion von diesen lang andauernden Halsschmerzen. Getestet hatte ich mich übrigens gar nicht mehr, weil ich frisch genesen war, mein Test wäre also wieder oder immer noch, genau wie mehrfach in der Klinik, positiv gewesen. Was hätte das ausgesagt? Wenig.

Haarige Sachen

In der ersten Zeit nach der Heimkehr spürte ich auch unregelmäßige Herzschläge, die unangenehm waren. Sie hörten auf, nachdem ich das Cortison ausgeschlichen hatte und den Magenschutz absetzen konnte. Das Ausschleichen ging reibungslos. Einzig die Blutverdünner nahm ich noch morgens und abends. Vitamine auch. Generell lese ich keine Beipackzettel, denn ich rede mir dann zu viel ein. Die Psyche hat einen enormen Einfluss, man denke nur an den Placebo- und den Noceboeffekt: Im Gegensatz zur positiven Wirkung beim Placeboeffekt ist der Noceboeffekt dafür verantwortlich, dass allein die Erwartung negativer Folgen diese tatsächlich auch herbeiführen kann. Bin ich Hypochonderin? Na ja, als ich vor etwa dreißig Jahren meine Gehirnoperation hatte, bekam ich von mehreren Medikamenten, die ich einnahm – ohne die Beipackzettel zu lesen –, schwere Nebenwirkungen. Seitdem weiß mein Schutzsystem im Gehirn davon und warnt rechtzeitig – durch Sorgen und Ängste. Medikamente sind für mich zum Loswerden da.

Es war Mitte Januar, als ich begann, meine Haare zu verlieren. Lag das etwa auch an der Medizin, die ich noch bekam? An den Blutverdünnern? Konnten diese Tabletten wilden Haarverlust auslösen? Wohl kaum. Oder war der Grund die schwere Infektion selbst? Vielleicht auch das Koma oder der septische Schock? Mindestens eine Ursache gab es – oder mehrere, in böser Zusammenarbeit! Die Haare rieselten nur so an mir herunter.

Meine Fragen dazu wurden nicht gerade weniger, also habe ich gegoogelt und auch einiges gefunden. Es gibt stressbedingten Haarausfall, gerade nach schweren Infektionen oder einem Trauma, so wie bei mir. Das hatte ich nicht gewusst. Dieser tritt in der Regel nicht während des traumatischen Erlebnisses auf, sondern meist zeitverzögert – um die drei Monate. Das passte!

Der mögliche Grund: Der Wachstumszyklus von Haaren wird bei Stress in eine Art Ruhephase versetzt. Das erscheint mir logisch, denn Haare braucht kein Mensch wirklich, wenn der Körper mit wichtigeren Dingen beschäftigt ist, wie zum Beispiel mit Virenbekämpfung. Was passiert? Die Haarwurzeln können durch die »erzwungene« Ruhepause schrumpfen, infolgedessen fällt das Haar aus. Nimmt der Stresspegel ab, hört der Haarausfall meist von selbst auf. Das Haar wächst nach, weil die Follikel noch aktiv und gesund sind. Wie ich doch hoffe!

Volle, gesunde Haare haben große Symbolkraft, schon in der Antike galten sie als Sitz von Lebenskraft und der Seele. Bei den Wikingern trugen die Männer lange Haare und Bärte, die sie umso unbezwingbarer aussehen ließen. Oder was denken Sie, wenn Sie das Wort »skalpieren« hören? Damit wurde der Sieg über den Feind zelebriert – Haare ab! Wie entwürdigend es sein kann, von anderen die Haare abgeschnitten zu bekommen, und wie dies auch als Symbol für den Verrat gelten kann, sah ich in einer dänischen Fernsehserie während meiner Genesung. In ihr ging es um den Zweiten Weltkrieg. Nach der Befreiung wurden einige dänische Frauen, die Verhältnisse mit deutschen Soldaten angefangen hatten, kahl geschoren. Für jeden und für jede zu sehen. Im Alten Testament gibt es die Geschichte von Samson, der, solange er sein Haupthaar ungeschoren ließ, für die Philister unbesiegbar blieb, obwohl auch er am Ende Haare lassen musste!

Übrigens dachte ich immer, wenn bei den Männern die Haargrenze nach hinten wandert, dass das nicht so schlimm sei, es könne ja auch gut aussehen. Heute verstehe ich die Sorge über die beginnende Glatze besser, denn während ich täglich mit der Bürste voller Haare vor dem Spiegel stand, hoffte ich innig, dass es wohl temporär sein würde. Jahrelang war es für mich selbstverständlich, den Kopf voll glänzender und gesunder Haare zu haben, ohne speziell dafür etwas zu tun. Schon erschreckend, was einem der eigene Körper so bieten kann.

Schnipp, schnapp – ab!

Nach einem Monat mit irrem Haarausfall saß ich, Mitte Februar, wieder einmal in der Wanne und hatte plötzlich genug. Ich rief nach Louis und bat ihn, die Schere aus dem Schrank zu holen. Er tat es und gab sie mir, woraufhin ich den dünnen Pferdeschwanz in die Hand nahm und mehr als zehn Zentimeter abschnitt. Das Resultat reichte ich an Louis, der, ohne ein Wort zu sagen und mit viel Verständnis, das sich auf seinem Gesicht abzeichnete, damit das Badezimmer verließ. Er hatte das Problem lange vor mir bemerkt, denn überall, wo ich gesessen hatte, hatte er die ausgefallenen Haare an den Möbeln bemerkt. Und im Badezimmer.

Das Abschneiden war eine deutliche Verbesserung, aber wie sah es jetzt bei mir auf dem Kopf aus? Das lässt sich am besten mit einer Frage beantworten: Was ist der Unterschied zwischen meinen Haaren und Zuckerwatte? Antwort: Meine Haare sind (inzwischen) grau und kleben nicht. Ansonsten stimmt die Beschaffenheit. Wieder nahm ich einigermaßen emotionslos Dinge hin, die mich früher verrückt gemacht hätten, in diesem Fall Haarverlust. Mir war klar, dass ich absolut keine Chance hatte, etwas dagegen zu tun, dachte nur darüber nach, ob die Schwere der Krankheit die Menge der verlorenen Haare bestimmte. Würde das wissenschaftlich zutreffen, konnte ich sagen, dass meine Infektion ordentlich reingeschlagen haben musste, denn zu dem Zeitpunkt erwartete ich, bald eine Glatze zu haben und den Sommer über mit Mütze herumzulaufen. Bikini und Mütze im Garten? Wortwörtlich heiß!

Tropfunfälle

»Honey, ich habe gerade in den Flur, auf den Fußboden und aufs Toilettenbrett durch die Hose gepinkelt.« Ich habe es quasi ins Wohnzimmer geschrien, zu Louis, während ich noch auf der Toilette saß. Er hatte aber nur gelacht, entspannt, wie er ist.

Ich fragte ihn: »Warum lachst du, was findest du daran so komisch?«

Er meinte: »Ich habe im Kopf ein Bild von der Situation.«

Und schon sah ich es auch: eine erwachsene Frau, die die letzten Meter zum Badezimmer läuft und dann *vor* der Toilette und nicht *in* die Toilette pinkelt. Tja, mein Beckenboden war nicht gerade auf Trab. Die Muskeln am Rumpf bauen sich sehr langsam auf. Vielleicht denken Sie gerade, dass ich so ein »überall Hinpinkeln« lieber für mich hätte behalten, also weder meinem Lebensgefährten sagen noch hier festhalten sollen. Doch! Es mag zu viel des Guten sein und ist vielleicht auch nicht für jeden von Interesse, aber ich bin realistisch und erzähle in diesem Buch von den Problemen und Dingen, an die man sich, wenn bestimmte Krankheiten zuschlagen, erst gewöhnen muss. Ich werde Störendes nicht auslassen, nur weil es peinlich sein könnte. Das mit dem Pinkeln gehört dazu. Außerdem zeigt es etwas ganz Wesentliches, nämlich wie sehr eine lustige Sicht auf die Dinge helfen kann, sie zu meistern. Mein Humor lebte wieder auf! Natürlich gibt es auch diverse Sachen, die ich während meiner Krankheit erfahren habe und die ich besser für mich behalte. Das Maß der Dinge ist entscheidend, es muss ein gesunder Mittelweg gefunden werden. Ich hoffe, er ist mir gelungen und dass ich bislang niemanden vor den Kopf gestoßen habe. Sie sind im Bilde?

Schnappatmung

Vier Monate waren also seit Beginn meiner Erkrankung vergangen, und ich spürte, dass es wieder ein Nach-Luft-schnapp-Tag werden würde. Nach dem Zähneputzen stand ich gebückt über dem Waschbecken, beide Arme aufgestützt, und hechelte. Meine Krankschreibung lief am nächsten Tag aus. Ich konnte aber noch längst nicht wie früher arbeiten, wie sollte das gehen – eine atemlose Sexologin? Vielleicht könnte ich neben meinem Podcast mit Radiosendungen beginnen, beides wäre im Sitzen? Aber arbeitete ich nicht so auch mit Klienten und Klientinnen? Konnte ich das nicht schaffen, wenn ich ganz ehrlich wäre und meinen Husten und meine Kurzatmigkeit erklärte? Ich entschied, dass so etwas möglich sein musste. Ich hätte dann auch mehr Geld zur

Verfügung, als wenn ich weiterhin nur das Krankengeld von der Krankenkasse bekäme. Also beschloss ich, die Krankschreibung nicht zu verlängern, obwohl ich definitiv noch krank war. Als Selbstständige spürte ich den alten, wohlbekannten Finanzdruck, spürte, wie es kalt im Nacken pustete. Vielleicht kam es mir besonders eisig vor, weil da so wenig Haare waren.

Ein Hoch auf die Birke

In Verbindung mit meiner immer mal wieder auftretenden Schnappatmung musste ich auch an die bevorstehenden Frühlingsallergien denken. Sind Pollen in der Nähe, schießt mein Immunsystem scharf, als wäre dieser Blütenstaub hochgefährlich. Im April, wenn die Birke blüht, bekomme ich deshalb sogar Asthma bronchiale (Atemnot). Dieses Jahr überlegte ich, ob ich wegen meiner angeschlagenen Lunge größere Probleme als üblich bekommen würde. Was dann? Zum Glück hatte mir mein Arzt in Hamburg eine große Packung Antihistaminika aufgeschrieben. Ich hoffte, es würde reichen … Bei unserem Nachbarn steht im Vorgarten die größte Birke, die ich jemals gesehen habe. Echt jetzt!

Mitte März bekam ich übrigens so langsam den Eindruck, dass der Haarausfall aufhörte, alle möglichen anderen Haare im Gesicht hatten sich ihm nicht angeschlossen. Im Gegenteil. Es fühlte sich an, als wüchse für jedes ausgefallene Kopfhaar mitten im Gesicht eine haarkleine Kopie davon. Zwischen den bräunlichen Flecken, die auch da waren! Immer wieder fragte ich mich: Was kommt noch alles?

Eine bunte Tüte

COVID-19 haust sehr lange im Körper und treibt fortwährend sein Unwesen. Ich fragte mich also irgendwann, was dieses Virus alles noch auslösen könnte, und begann intensiv zu recherchieren.

Das Coronavirus ist ein Multiorganvirus, deshalb umfassen

die bisher beobachteten Spätfolgen auch eine breite Palette an Symptomen. Verschiedene Krankheitsbilder können parallel und in unterschiedlicher Ausprägung oder zeitversetzt auftreten. Das Post-COVID-Syndrom betrifft neben der Lunge auch Organe wie Herz, Nieren, Gehirn und Leber, weiterhin das Nervensystem, den Stoffwechsel sowie den Muskelapparat. Und vielleicht am wichtigsten: das Immunsystem. Leif Erik Sander, Professor für Infektiologie und Pneumologie an der Berliner Charité, erklärte am 30. November 2021 – ironischerweise während ich im Koma lag und mir genau das passiert war, was er ansprach – in einer Charité-Pressemitteilung: »Bei COVID-19 entwickelt sich ein Lungenversagen typischerweise erst in der zweiten oder dritten Woche nach Symptombeginn, wenn die Viruslast eigentlich schon wieder sinkt. Das weist darauf hin, dass keine unkontrollierte Virusvermehrung das Versagen der Lunge provoziert, sondern nachgeschaltete Reaktionen eine Rolle spielen – beispielsweise des Immunsystems.« Meine Lunge wurde angegriffen, nachdem die Virusmenge über zwei Wochen gesunken war. Das Virus hatte *indirekt* zugeschlagen, durch mein Immunsystem. Welche Reaktionen könnten außerdem auftreten? Studien zeigen mittlerweile, dass es um psychische oder kognitive Probleme gehen kann, aber auch um degenerative Krankheiten, bei denen das Immunsystem gegen den eigenen Körper reagiert. Dies alles passiert, weil COVID-19 das Gehirn befällt.

Mäusegehirne

Im Rahmen einer Studie infizierte ein indisches Team von Biologen und Biologinnen Mäuse mit COVID-19 und untersuchte danach ihre Gehirne.[7] Bei der Untersuchung ging man davon aus: COVID-19 greift bevorzugt das Gehirn an. Die Viruskonzentration in den Lungen der Mäuse erreichte drei Tage nach der Infektion den Höhepunkt und fiel dann ab, die Konzentration im Gehirn hingegen blieb weiter hoch, auch nach fünf und sechs Tagen. Im Gehirn war die Viruskonzentration tausendmal höher als in anderen Teilen des Körpers! Ebendies erklärt, warum einige COVID-Kranke scheinbar schnell wieder gesund werden und sogar eine normale Lungenfunktion haben, um dann auf einmal »in sich zusammenzufallen« und Symptome zu entwickeln, die zum Teil tödlich enden. Ähnlich wie bei mir. Klar, es könnten auch Krankenhauskeime gewesen sein, aber mein Lieblingsarzt im Krankenhaus erklärte mir, dass ich ins Koma gelegt wurde, weil *nachträglich* irgendetwas in mir passierte, als meine Viruslast längst gefallen war. Es waren keine Keime, sondern »Unerklärliches«. Nun zeigen Studien, dass es doch eine Erklärung gibt: Mein Immunsystem flippte aus – ausgelöst durch das Virus in meinem Gehirn. Dazu der Virologe und Immunologe Dr. Mukesh Kumar, der die Mäusestudie leitete, auf der Website der Georgia State University: »Unsere Vorstellung von COVID-19 als Lungenkrankheit ist nicht ganz korrekt. Das Virus infiziert das Gehirn und kann deshalb alles im Körper beeinflussen.« Dr. Kumar betont, wie das Gehirn, aus immunologischer Perspektive, nicht wie die Lunge ausgestattet ist, Viren zu bekämpfen. Die vielfältigen Symptome wie lang anhaltender Verlust von Geschmack und Geruch, Herzkrankheiten und Schlaganfälle haben wir, *weil* das Gehirn befallen ist. Dies gilt als wesentlicher Grund für ein erhöhtes Risiko von neurodegenerativen Krankheiten bei Betroffenen sowie von Multipler Sklerose oder Parkinson. Häufig tauchen auch nach der eigentlichen Genesung kognitive Beeinträchtigungen auf. Was mich am meisten erschreckt hat, war dieser Satz von Dr. Kumar: »Viele Leute denken, sie sind genesen und somit aus dem Schneider. Ich bin davon überzeugt, dass das nicht der Fall sein wird. Sie sind vielleicht nie aus dem Schneider.« Ich hoffe, diese Aussage trifft nicht auf mich zu.

Das autonome Nervensystem

Weil das Gehirn angefallen wird und besonders das limbische System, ist das vegetative Nervensystem in diesem Zusammenhang zu erwähnen. Das System arbeitet autonom und ist an der Versorgung der inneren Organe wie Magen, Darm, Leber, Nieren, Harnblase, Herz und Lunge beteiligt, ist aber auch verbunden mit den Blutgefäßen und den Pupillen, es beeinflusst den Schweiß- und Speichelfluss sowie die Verdauungsdrüsen. Ebenso werden Blutdruck und Atemfrequenz durch dieses System gesteuert. Störungen können sich also auf jeden Teil des Körpers, auf jeden inneren Prozess auswirken. Ein Beispiel dafür ist der Verlust des Geruchssinns während oder nach COVID-19. Die Riechzellen sind besonders aufnahmefähig für virale Invasionen und befinden sich hauptsächlich in der Nase. Durch diese erreicht das Virus den sogenannten Bulbus olfactorius, die Riechzwiebel, sie liegt dicht am Hippocampus, dem Arbeitsspeicher unseres Gehirns, einer Schaltstelle zwischen Kurzzeit- und Langzeitgedächtnis. Anders formuliert: Die Spur des Virus führt, wenn es ins Gehirn eindringt, direkt zum Hippocampus. Es ist dann nicht nur der Geruchssinn betroffen, es werden dadurch auch kognitive Beeinträchtigungen vermutet.

Mein Kurzzeitgedächtnis war deutlich beeinflusst, mehr, als mein Alter es rechtfertigen konnte. Ich ging in die Küche, weil ich … ööh, was wollte ich eigentlich dort? Wenige Sekunden waren erst vergangen, nachdem ich dieses oder jenes gedacht hatte, und plötzlich erinnerte ich nicht mehr, was meine Absicht gewesen war. Auch in Interviews hatte ich es bereits gespürt, ich verlor auf einmal den roten Faden. Es war sehr verstörend!

Der Verlust des Riechens war mindestens genauso furchtbar. Ich kann heute zwar meinen Kaffee wieder schmecken, aber er schmeckt mir nicht! Tatsächlich ist aber nicht das Schmecken verloren gegangen, sondern vielmehr das Riechen. Zum Nachdenken: Wissen Sie, dass ein Mensch, der nicht riechen kann, keinen Unterschied im Geschmack zwischen einem Apfel und einer rohen Zwiebel feststellen kann? Testen Sie das mal! Halten Sie sich einfach die Nase zu und beißen Sie rein! Schmecken kann ein Mensch süß, salzig, sauer, bitter und umami (würziger Fleischgeschmack). Apfel und Zwiebel sind sich geschmacklich ähnlich: leicht süßlich. Die restlichen Eindrücke beim Essen – oder im Fall des Apfels und der Zwiebel – entstehen durch das Riechen. In dieser Kombination von Schmecken und Riechen sind Apfel oder Zwiebel auf einmal sehr unterschiedlich. Geschmack ist also ein komplexer Sinneseindruck, im Zusammenspiel mit Geruch.

Generell hat mein Geschmackserleben durch den Geruchsverlust an Feinheit verloren, das spüre ich bei jedem Essen oder Trinken. Es ist, als ob ein Deckel über dem Genuss liegt.

Chronische Fatigue

Ein weiteres Beispiel für die Einwirkung auf das autonome Nervensystem ist das Fatigue-Syndrom. COVID-19-Patienten haben manchmal sehr lange ein Gefühl von großer Mattigkeit, weil das Virus die Fließeigenschaften in den Blutzellen für längere Zeit verändert, sodass auf mikroskopischer Ebene die Durchblutung mancher Organe nicht mehr optimal funktioniert. (Das autonome Nervensystem steuert die Durchblutung, Sie erinnern sich?) Dies kann zu körperlicher Erschöpfbarkeit führen. Auch ich litt, als ich nach Hause kam, unter Fatigue, so fühlte es sich zumindest an. Manchmal überlegte ich, ob dies nicht normal gewesen war, immerhin hatte ich zwei Monate durchgehend gelegen. Ich denke, dass jemand mit dem chronischen Erschöpfungssyndrom nicht unbedingt Kellerwände streicht, Schränke aufbaut und Fußböden oder Terrassen verlegt. Wenn ich auch nach einigen Stunden eine Pause brauchte, wo ich früher doppelt so lange durchgehalten habe. Kennzeichnend ist auch, dass sich die Fatigue kaum mit Schlaf oder Ausruhen regulieren lässt. Ich aber brauchte mich nur kurz hinzusetzen, schon war ich wieder zu neuen Taten bereit. Meine Erschöpfung wurde also bei mir nicht chronisch.

Mentale Diagnosen

Wenn COVID-19 unter anderem das Gehirn angreift, werden auch die psychischen Auswirkungen bei Betroffenen erklärbar. In der Studie eines wissenschaftlichen Teams des Veteranenkrankenhaus in St. Louis, Missouri, wurde nachgewiesen, dass etwa jeder fünfte Genesene nach einer COVID-19-Erkrankung psychische Probleme bekommt.[8] Darunter fallen kognitive Symptome wie Stress, Ängste, Depressionen und Schlafstörungen. Ein noch höheres Risiko hatten Erkrankte, die mit einem schweren Verlauf ins Krankenhaus eingeliefert wurden. Diese Ergebnisse stimmten mich unruhig …

In der Studie des Veteranenkrankenhauses wurden fast 16 000 an SARS-CoV-2-Erkrankte untersucht, von denen niemand in den vergangenen zwei Jahren psychische Beschwerden oder psychische Diagnosen gehabt hatte, deshalb kam Dr. Ziyad Al-Aly, der Leiter der Untersuchung, wie er im Februar 2022 in der britischen Zeitung *The Guardian* sagte, zu der Erkenntnis: »Das Virus ist im Gehirn zu finden, wir können es tatsächlich auf der Amygdala und im Hippocampus sitzen sehen. Das sind genau die Teile im Gehirn, die unsere Stimmung und unsere Emotionen regulieren.« Da war es wieder: Das Virus befindet sich in größeren Mengen im Gehirn. Dr. Al-Aly erwartet deshalb auch, dass in den nächsten Jahren mehr Menschen unter verschiedenen psychischen Symptomen leiden werden, er hält es für grundlegend wichtig, darüber einen öffentlichen Diskurs zu führen, damit so früh wie möglich mit der Behandlung begonnen werden kann. »Wie wurden von der Pandemie überrascht«, so Dr. Al-Aly, »und wir werden auch von Long Covid überrascht werden. Die Realität ist, dass COVID-19 Langzeitfolgen produziert und wir es nicht mehr unter den Teppich kehren können.«

Einen Kritikpunkt gibt es an dieser Studie, und zwar waren die meisten Teilnehmer alt und männlich – es waren Kriegsveteranen. Sogar Dr. Al-Aly und sein Team sehen dies als mögliche Schwäche an, zumal bei Kriegsveteranen immer mit psychischen Spätfolgen gerechnet wird.

Wie auch immer, mich verunsicherten diese möglichen Auswirkungen auf das Gehirn sehr. Beides, die Amygdala und der Hippocampus, sind Teile des limbischen Systems, jener Steuerungszentrale für das vegetative Nervensystem. Es steuert etwa das Frühwarnsystem bei Gefahr, und zwar durch Gefühle. Diese katapultiert er aus dem Unterbewussten ins Bewusstsein, damit wir so schnell wie möglich reagieren können. Wenn das durcheinandergerät … Puh, lieber nicht daran denken!

Bei dem Coronavirus im Gehirn geht es aber um viel mehr. Manchmal werden Zellen nämlich zerstört. Anfang 2022 konnte man im *Ärzteblatt* nachlesen, wie Hirnschädigungen schon bei milden COVID-19-Verläufen nachweisbar sind, bei Hospitalisierten waren sie am schwersten.[9] Coronaviren scheinen tatsächlich eine Vorliebe für das Nervensystem zu haben.[10]

Waren solche Schädigungen auch bei mir vorhanden? Fanden sie gerade in meinem Kopf statt? Und würden sie sich später als Parkinson oder Alzheimer manifestieren, wie von der Wissenschaft vermutet? Mir bleibt nichts anderes übrig, als abzuwarten. Der Satz in der Studie von Dr. Al-Aly, der mir Hoffnung gibt, lautet: »Ob diese zerstörende Einwirkung zum Teil reversibel ist, ob zerstörte Anteile sich wieder regenerieren können oder sie auf lange Sicht bestehen bleiben, wird weiter untersucht werden müssen.« Was für ein hinterlistiges Virus!

Wenn der Körper sich selbst angreift

Das COVID-19-Virus bringt das Immunsystem durcheinander. Man spricht von einer »fehlgeleiteten Reaktion des Immunsystems« – also von Autoimmunkrankheiten. Der Körper reagiert mit gefährlichen Entzündungsreaktionen, wie beispielsweise bei Multipler Sklerose. Mediziner beginnen aber auch Parkinson oder Alzheimer in Verbindung mit SARS-CoV-2 als Autoimmunkrankheiten zu bringen. Bei Autoimmunkrankheiten ist häufig das Myelin der Nervenfasern angegriffen. Die fettreiche Myelinschicht funktioniert, simpel ausgedrückt, wie die Isolierung eines Stromkabels. Nicht alle Nervenbahnen sind von Myelin umgeben, jene ohne Myelin sind wie ein schwaches Internet, die Bahnen mit Myelin liefern schnellere Informationen, so wie Glasfasernetze. Es gibt Hinweise darauf, wie COVID-19 diese Leitfähigkeit beschädigt und so die Übertragungsfähigkeit verlangsamt oder zerstört. Mögliche Folgen: Lähmungen, Missempfindungen oder Schmerzen – so wie bei mir. Oder eben neurodegenerative Krankheiten, die sich verschlimmern oder überhaupt erst ausbrechen.

Sorgen über die Zukunft

Nachdem ich über das Gehirn und die vielen Folgen von COVID-19 recherchiert hatte, war ich für den Rest des Tages bedrückt, denn während meiner Genesung hatte es definitiv psychische Symptome gegeben. Waren sie durch das Virus entstanden?

Eine enge Freundin, die Corona in milder Form hatte, sagte, sie sei emotional sehr lange angeschlagen, wenig belastbar und ungleichgewichtig gewesen. Andere, die ich kannte, verspürten während der Akutphase ihrer Infektion diese merkwürdige Traurigkeit. Für mich bleibt die Frage: Sind die deprimierenden Gefühle verursacht durch das Virus in meinem Gehirn? Oder sind meine Emotionen die gesunde Reaktion auf ein traumatische Erlebnisse? Es gibt keine endgültige Antwort.

Unangenehme zehn Prozent

In der wissenschaftlichen Fachzeitschrift *Nature Communications* wurde im April 2022 eine Studie veröffentlicht, in der bei fast 1000 Personen die Symptome bei Long Covid und ihre Dauer untersucht worden waren.[11] Das Durchschnittsalter lag bei achtundvierzig. Der Fragenkatalog enthielt dreiundfünfzig Symptome zur Beurteilung. Die Ergebnisse sprechen für sich: Zwei Monate nach der Erkrankung hatten zehn Prozent der Genesenen noch Symptome. Bei 85 Prozent von diesen Kranken waren die Symptome auch nach einem Jahr noch vorhanden. Viele von ihnen zeigten sich erst nach sechs Monaten oder verschlimmerten sich zu diesem Zeitpunkt.

Der Beginn meiner eigenen Krankheit liegt inzwischen fünfeinhalb Monate zurück, und ich habe in der Tat seit mehreren Tagen das Gefühl, dass eine Verschlimmerung eingetreten ist. Meine Gelenke und Muskeln tun in der Nacht und morgens weh – so sehr wie nie zuvor. Die Hände sind, wenn ich wach werde, wie festgefroren und schwer zu bewegen. Ich spüre ein schwaches Kribbeln. Einige Minuten später entspannen sie sich. Mein rechter Fuß ist merkwürdig taub, und es braucht mehrere Runden im Haus, bevor es besser wird. Beim Spazierengehen tun meine Fußsohlen weh, nicht erst nach Stunden, sondern sobald ich aus der Tür trete, in den eigentlich komfortablen Turnschuhen, die ich extra für die Reha gekauft hatte.

Eine Frau in meinem Bekanntenkreis nimmt gegen die Long-Covid-Schmerzen starke Medikamente. Versucht sie diese abzusetzen, kommen die Schmerzen sofort wieder. Ihr Mann sagt dazu: »Ich sehe es ihr an, wie weh es tut.« Ich nehme selber noch keine Medikamente dagegen ein, sondern hoffe erst mal weiterhin auf Besserung.

Übrigens hatte ich gerade von meiner fast achtzigjährigen Mutter Besuch. Als wir abends ein Laken über ihr Bett spannen wollten, fragte ich: »Wer von uns kann am besten in die Ecke krabbeln?«

Meine Mutter sagte wie aus der Pistole geschossen: »Ich!«

Meine Antwort: »Ich glaube, wir kommen beide gleich gut hin, aber du kommst als Einzige wieder hoch.«

Wir beide lachten, es war eine lustige Situation. Meine Mutter hatte mich schon den ganzen Tag beobachtet, sie hatte also gesehen, wie es mir hier und da mit den Bewegungen schwergefallen ist. Trotz aller Heiterkeit befürchte ich immer wieder, dass etwas Ernsthaftes in meinem Körper im Gange sein könnte. Etwas Degeneratives …

Zurück zur Studie mit den dreiundfünfzig abgefragten Symptomen. Einige Symptome, so hatte sich gezeigt, veränderten sich kaum, sie blieben einfach, besonders Wortfindungsprobleme und Atembeschwerden wurden genannt. Bei mir hatte es ja diesbezüglich eine Besserung gegeben. Andere Symptome, so hatte die Untersuchung ergeben, verschlimmerten sich über die Zeit, hierzu gehörten der Appetitverlust, eine Verminderung oder ein Verlust des Geschmacks und der Husten. Bei mir war von diesen Symptomen nur der Geschmack betroffen oder, wie Sie inzwischen wissen, der Geruch. Acht Symptome hatten sich laut der Studie am meisten verschlechtert, darunter Nacken- und Rückenschmerzen, Nervenentzündungen sowie Missempfindungen, Taubheit oder Kribbeln an Körperteilen. Mein Gefühl war, dass meine Hände, Füße und Beine davon betroffen waren und noch immer sind. Übrigens gaben acht Prozent der Teilnehmenden auch einen Haarverlust an, der bei einem Sechstel bis zu einem Jahr andauerte. Himmel!

Viele der Betroffenen beschrieben den Verlauf so, dass sechzig bis 180 Tage nach Krankheitsbeginn die Symptome zurückgegangen und nun akzeptabel oder erträglich seien. Dieses Gefühl hatte ich auch gehabt, eine Normalität schien also möglich. Dann aber, nach einigen weiteren Monaten, begannen die Verschlechterungen, bei denen viele der Studienteilnehmer empfanden, dass es schwer sein würde, mit ihnen zu leben. Sie realisierten erst zu diesem Zeitpunkt, dass sie wohl eine chronische Krankheit hätten. Bitte, bitte, nicht, dachte ich. Und: Die Zeit wird es zeigen.

Hauptaussage dieser Studie war, dass Long Covid einen substanziellen Impact auf das Leben der Betroffenen hat. Die *späteren* Long-Covid-Symptome treffen übrigens eher Frauen. Ob die Sexualhormone damit zu tun haben, die bei jeglicher Zellreparatur mitspielen? Ob vielleicht das Testosteron, wovon die meisten Männer mehr als die meisten Frauen haben, dabei eine prägnante Rolle spielt? Fragen über Fragen, zu denen es noch keine eindeutige wissenschaftliche Erkenntnis gibt.

Genesung bei Hospitalisierten

Noch mehr schlechte Nachrichten: Laut einer Studie, die das renommierte britische Fachjournal *The Lancet* veröffentlichte, erholten sich nur wenige Menschen, die wegen ihrer Corona-Infektion im Krankenhaus behandelt worden waren, innerhalb eines Jahres vollständig von ihrer Erkrankung.[12] In der Untersuchung wurden Covid-Genesene gebeten, ihre Erholung zu beurteilen, zum ersten Mal nach fünf Monaten, dann nochmals nach einem Jahr. Nur etwa ein Viertel der Beteiligten hatte angegeben, nach fünf Monaten vollständig genesen zu sein. Nach einem Jahr waren daraus knapp drei Prozent mehr geworden. Es gab also kaum nennenswerte Verbesserungen, wenn sie nicht schon im ersten halben Jahr nach der Erkrankung eingetreten waren.

Die Palette der Symptome und die Häufigkeit ihres Auftretens bei den Studienteilnehmern:

Angststörungen bei 21,5 Prozent
Depressionen bei 24,9 Prozent
Kognitive Beeinträchtigungen bei 8,8 Prozent
Verlangsamtes Denken bei 46,7 Prozent
Probleme mit dem Kurzzeitgedächtnis bei 44,6 Prozent
Fatigue-Syndrom bei 60,1 Prozent
Wunde Muskeln bei 54,6 Prozent
Verlangsamung von Bewegungen bei 52,9 Prozent
Schlafstörungen bei 52,3 Prozent
Atemlosigkeit bei 51,4 Prozent
Gelenkschmerzen oder -schwellungen bei 47,6 Prozent
Schwäche in den Armen und Beinen bei 41,9 Prozent

Die britische Forscherin Rachael Evans und ihre Kollegen, die die Studie durchgeführt haben, vermuten, dass Long Covid zu einer weitverbreiteten neuen Langzeiterkrankung werden könnte. Ich denke, das wird stimmen. Obwohl in Deutschland eine Veröffentlichung existiert, vom Zentralinstitut für die kassenärztliche Versorgung (ZI), in der behauptet wird, dass nur wenige unter Long Covid leiden! Hm! Ich kann nur sagen, dass ich sehr häufig von Langzeitfolgen höre. Ich wünschte, es wäre anders, denke aber nach wie vor, dass viele ihre Symptome gar nicht erst mit Corona in Verbindung bringen. Hätte ich einen leichten Verlauf gehabt, würde ich es bei meinen jetzigen Symptomen auch nicht tun. Wichtig ist, dass man mit Symptomen zum Arzt oder zur Ärztin geht!

Hier noch eine Liste mit allgemein bekannten Long-Covid-Symptomen. Wie Sie bereits wissen, variieren diese individuell in ihrer Stärke und der zeitlichen Ausdehnung. Das Störpaket:

Kopfschmerzen # Kribbelparästhesien # Taubheitsgefühle # Schwindel # lang anhaltende Halsschmerzen # Herz-Kreislauf-Beschwerden # Schmerzen in der Muskulatur # Verlust des Geschmacks- und Geruchssinns # Schlafstörungen # Depressionen # Gelenkschmerzen # Konzentrationsstörungen # Angststörungen # Haarverlust # Gedächtnisprobleme oder Vergesslichkeit # Appetitverlust # unklare Hautveränderungen # Probleme beim Erfassen von Textinhalten # Sprachschwierigkeiten # mögliche Verschlimmerung von Autoimmunerkrankungen # Erkrankungen des peripheren Nervensystems (Neuropathien) # posttraumatische Belastungsstörung (PTBS) # mögliches erstmaliges Auftreten von Autoimmunerkrankungen # Mikrozirkulationsstörungen (Durchblutungsstörungen in den kleinen Arterien)

Nicht gerade wenige Symptome davon treffen auf mich zu. Sie haben meine Ausführungen dazu gelesen. Wenn ich manchmal schlechte Tage habe und zum Beispiel nicht mehr so gut die Treppe zum Keller hinuntersteigen kann wie in der Woche davor, und das über mehrere Tage, werde ich sehr nachdenklich. Vielleicht muss ich es akzeptieren, dass mich Long Covid fest im Griff hat. Nachdem ich alles überlebt und bewältigt habe, ist doch noch etwas übrig geblieben, was im schlimmsten Fall bedeuten könnte, dass ich weniger lange hier auf Erden sein kann, als ich gerne würde. Ohne dass ich dies dramatisieren möchte, aber der Gedanke bedrückt mich. Nie erschien es mir wichtiger, den Tag zu genießen, so oft es geht, zusammen mit Leuten, die ich liebe.

Rückbildung möglich

Nun muss Platz sein für eine gute Nachricht, das betrifft die Lunge nach einem COVID-19-Angriff. Auf den Röntgenbildern, die im Krankenhaus von mir gemacht wurden, hatte man deutliche Veränderungen an der Lunge sehen können. Anders als bei der idiopathischen Fibrose[13] kann sich das Lungengewebe von COVID-19-Patienten aber wieder erholen. Bei einigen Genese-

nen gelang es dem Körper, die Vernarbungen allmählich aufzu-
lösen – wenn auch manchmal deutliche Reste zurückblieben. Ich
selber fühle mich mittlerweile »gut belüftet« und glaube deshalb,
dass sich meine Schädigungen zurückgebildet haben. Hoffentlich
passiert das Gleiche mit meinen Muskeln- und Nervenproble-
men. Ganz bald!

Rückwärts parallel einparken

Ein Rückblick in den Januar – für den Fortschritt! Ich ließ die
Handbremse meines Rollstuhls los und rollte die wenigen Meter
aus meinem Zimmer ins Bad. Dort parkte ich schwungvoll rückwärts ein, parallel zur Toilette. In dieser Position angekommen
zog ich die Bremse an und begann sofort mit dem eingeübten
Runterziehen der weichen Jogginghose, die ich trug: erst die
linke Seite des Pos so weit wie möglich hochheben, um die Hose
einige Zentimeter nach unten zu ziehen. Dann mit der anderen
Seite genauso verfahren. Anschließend wieder die linke Seite
und die rechte im Wechsel, und zwar so lange, bis die Hose vom
Hintern war. Genauso verfuhr ich mit der riesigen Windelhose,
die ich darunter anhatte, während ich die ganze Zeit versuchte,
nicht zu pinkeln. Warum war ich nicht einfach aufgestanden, im
Stehen ließen sich die Hosen doch leichter runterziehen? Das
ging noch nicht! Vom Rollstuhl aufstehen war noch nicht drin.

Wenn alles vorbereitet war, musste ich mich noch rüber zur
Toilette wuchten. Welch eine Erleichterung, wenn ich endlich
loslassen konnte! Klar, dass ich diese Choreografie nicht immer
ganz geschafft habe. Wenn das Einparken des Rollstuhls zum
Beispiel nicht beim ersten Mal klappte, war das Risiko ungemein
höher, dass ich eine frische Windelhose brauchte. Vor allem in
der Nacht, wenn ich ziemlich schläfrig den Rollstuhl manövrierte. Die Beweise befinden sich rechts und links an den Türrahmen zum Bad: Streifspuren von den Gummirädern des Gefährts.
Vielleicht lasse ich sie als Andenken da! Sie erinnern mich an die
Fortschritte, die ich inzwischen gemacht habe und sonst so leicht
vergesse.

Die nächste Stufe, die ich irgendwann erreichte, war, dass ich vor der Toilette vom Rollstuhl kurz aufstehen konnte, dann ging alles sehr viel einfacher. Stufe drei wurde eingeläutet, als ich den Rollstuhl gar nicht mehr brauchte – ich ging einfach ins Bad. Und heute haben sich meine Blase und die Beckenbodenmuskulatur regeneriert. Ich kann durchschlafen. Ein wahrer Traum!

Ich verliere immer noch Haare

Der Haarausfall hat leider nicht aufgehört. Die Bürste ist täglich voller Haare. Voll-voll! Schon früher sagten mir Friseure, ich würde viele Haare verlieren. Ich bestritt es, denn ich band meine Haare gleich nach dem Aufstehen ungekämmt zusammen, und wenn ich sie beim Friseur öffnete, mussten doch alle Haare herunterfallen, die ein Mensch so am Tag verliert. Quasi alle auf einmal. So ist es immer noch. Aber als ich am Morgen des 22. März 2022 mit offenen Haaren aufstand, regneten die Haare nur so an mir herunter. Ganz ohne sie zu bürsten oder zu kämmen. Andauernd musste ich sie mir aus dem Gesicht wegpusten oder mit der Hand von der Schulter fegen. Es fühlte sich an, als würde ich durch einen Keller voll Spinnweben laufen – durch das Renovieren im Keller unseres Hauses hatte ich gerade den passenden Vergleich. Es kitzelte am Kinn oder an der Wange. Im Bad sah es aus, als hätte dort ein Kampf stattgefunden. Was mich nur wunderte: Seit Januar verlor ich Haare, wie konnte ich dann im März noch welche auf dem Kopf haben? Ich sah dann aber an diesem Morgen, dass ich wirklich kaum noch welche hatte. Ich hatte immer feine Haare gehabt, aber sehr viele, es dauerte also, bis alle weg sein würden. Ich bemerkte den Verlust unter anderem daran, dass meine Narbe von der Hirnoperation – sie zieht sich am Haaransatz lang, von der rechten Schläfe bis hoch zum Scheitel links – auf einmal sichtbar war. Die war vorher nie zu erkennen gewesen, weil komplett von Haaren bedeckt. Auch an anderen Stellen bemerkte ich sehr dünne Stellen auf der Kopfhaut. Aber müssten nicht neue Haare nachwachsen? Ich müsste mal mit einer Lupe nachschauen! Vielleicht waren sie ja schon unterwegs … Daran hatte ich bisher nicht gedacht. Aufregung pur!

Den Ausfall konnte ich auch an meinen Haargummis ermessen. Vorher wickelte ich ein solches zweimal um mein Haar, momentan kann ich ein derartiges Band gar nicht benutzen – es ist schlicht zu groß, egal wie viele Male ich es herumwickele. Es fällt herunter, weil kaum Haare drinstecken. Ich griff dann zum kleinsten Haargummi der Welt, welches ich vorher nie brauchte, weil es zu eng war.

Zudem war ich zum ersten Mal durchgehend grauhaarig, in den letzten Jahren hatte ich meine Haare immer gefärbt. Ich sah also nicht mehr aus wie ich. Ich sah aus wie mein neues Ich. Welches viele Menschen nicht kannten.

Was bedeutete das für mich? Ich hatte wieder Vorträge und Zoom-Veranstaltungen vereinbart – musste ich nun mit hübschen Kopfbedeckungen in die Öffentlichkeit treten? Hüte und Perücken wären auch eine Alternative – beide Optionen stehen mir hervorragend. Und ja, neue Fotos für meine Website brauchte ich mit dem grauen Kurzhaar-Look auch. Wann konnte ich die wohl machen? Auf den Bildern hätte ich schon gern ein paar Haare.

Im April lässt mein Haarausfall endlich nach. Binde ich die restlichen Haare mit dem kleinen Gummiband zusammen, ist der Pferdeschwanz nun dünner als mein kleiner Finger. Von vorne sieht alles noch einigermaßen normal aus. Niemand bemerkt etwas, wenn ich nicht darauf verweise. Zeige ich dagegen meine »volle Pracht«, ohne Gummiband, lese ich im Gesicht meines Gegenübers ein tiefes Bekümmertsein, das mich jedes Mal aufs Neue überrascht. Anscheinend bin ich selber am wenigsten von der Sache beeindruckt.

Tatsächlich wurde bei den blutverdünnenden Tabletten, die ich bis vor wenigen Wochen noch morgens und abends einnahm, die Nebenwirkung »Haarausfall« aufgelistet. Die Apothekerin hatte mich darauf aufmerksam gemacht. Vielleicht hatte es ausgerechnet mich getroffen.

Mein Aussehen steht zurzeit im großen Kontrast zu dem, wie es mir innerlich geht. Ich bin blass, habe dünne Stellen auf dem Kopf, sehe kränklich aus, wie eine junge Greisin, wirke insgesamt erschöpft. Und ja, es war ein harter Ritt. Es geht mir aber besser, ich sprudele, bin voller Lebensfreude, spüre neue schöpferische Energie und freue mich täglich über viele kleine und große Dinge. Ganz in Ruhe renoviere ich weiterhin, mit vielen Pausen, den Keller, weil es mein Hobby ist. Täglich freue ich mich aufs Aufwachen und auf so viel Zeit für mich.

Vor allem sehe ich in unserem Haus in Dänemark aus dem Fenster und habe Weitblick. Die Natur blüht auf, es gibt ein buntes Leben im Garten. Auch viele Schmetterlinge sind schon da. Nur wenn ich aus dem Küchenfenster schaue, habe ich eine ausgedünnte braune Hecke vor mir und kann rüber zum netten Nachbarn gucken. Ab Mai werden dort aber neue saftige Blätter in Hellgrün wachsen und alles verdichten. Ich hoffe auf Ähnliches bei meinen Haaren, wenn auch in Silbergrau.

Was war es eigentlich genau? Blutgruppe, Mandeln oder Vitamin-D-Mangel?

Viele COVID-19-Betroffene – besonders bei härteren Verläufen und hartnäckigen Folgen – fragen sich: Warum ich? Was löste bei mir die Schwere der Krankheit aus? Und weil ich mich das auch fragte, begann ich nach den Risikofaktoren für eine SARS-CoV-2-Infektion zu recherchieren. Einige Dinge tauchten dabei immer wieder auf: die Blutgruppe, die Mandeln oder ein Vitamin-D-Mangel.

Bei Studien zu COVID-19 und Blutgruppenzugehörigkeit wurde herausgefunden, dass Menschen mit der Blutgruppe A und einem positiven Rhesusfaktor (A+) ein höheres Infektionsrisiko haben und auch öfter schwere Verläufe als Personen mit anderen Blutgruppen.[14] Menschen mit der Blutgruppe 0 sollen seltener erkranken und Personen mit einem negativen Rhesusfaktor ein geringes Risiko für einen schweren Krankheitsverlauf haben. Der Rhesusfaktor scheint wichtig zu sein. Ich habe die

Blutgruppe 0 Rhesus negativ. Mir hat es nicht geholfen. Beides nicht.

Die Mandeln (Tonsillen) wiederum üben eine wichtige Schutzfunktion im Rachenbereich aus. Sie fungieren als Barriere für Viren und Bakterien. Aufgrund ihrer unebenen Oberfläche bleiben Erreger an den Mandeln regelrecht hängen und werden dann vernichtet. Sind die Mandeln aber operativ entfernt worden, fehlt diese Schutzfunktion. Die Schleimhäute im Rachenbereich können schneller von Viren und Bakterien angegriffen werden, so die Theorie. Mittlerweile belegen aber Studien, dass eine Entfernung der Mandeln keine zusätzliche Bedeutung für die Schwere eines COVID-19-Angriffs hat oder für das Risiko, überhaupt daran zu erkranken.[15] Meine Mandeln wurden mir vor achtzehn Jahren, als ich vierzig war, entfernt. Hm …

Und nun zum Vitamin D. Über die Folgewirkungen bei einem Vitamin-D-Mangel habe ich schon viel gehört. Hielt ich überall in Deutschland Vorträge für Gynäkologen, gab es vorher manchmal den Vitamin-D-Vortrag von Professor Jörg Spitz, einem Nuklear- und Ernährungsmediziner. Das Vitamin D interagiert mit vielen Systemen im Körper und spielt womöglich bei Corona-Infektionen eine Rolle. Professor Spitz betont: »Vitamin-D ist kein Vitamin, das wir essen müssen, sondern die Vorstufe eines Hormons, das wir auch selbst in der Haut herstellen können.« Nun gut, wenn wir denn genug Sonne abbekommen!

Ein niedriger Vitamin-D-Gehalt im Körper wurde schon lange mit hohem Blutdruck, Diabetes mellitus, hohem Fettanteil im Körper, Übergewicht und mit Herz- und Gefäßkrankheiten in Verbindung gebracht. Darüber hinaus hat das Vitamin bei einer ganzen Reihe von Autoimmunerkrankungen eine Bedeutung. Es könnte also auch bei COVID-19 eine haben, gerade bei Long Covid.

Bei Studien zu Vitamin D und Infektionen tritt jedoch ein spezifisches Problem auf. Selbst wenn das Vitamin bei einem COVID-19-Anschlag hoch sein sollte, würde es nach der Genesung niedrig sein, weil die Infektion das im Körper vorhandene Vitamin D aufbraucht. Eine Messung sagt dann wenig aus und löst die berechtigte Frage aus: Was ist Ursache und was Wirkung? Hatte ein niedriger Vitamin-D-Status vor der Infektion den Virusangriff begünstigt? Oder hatte die Infektion ein normales Vitamin-D-Niveau aufgebraucht? Nun gibt es Studien, die versuchen, diese Problematik von Ursache und Wirkung mit einzubeziehen und auch auszuschließen. Dabei ist Interessantes herausgekommen!

Das Galilee Medical Center (GMC) im israelischen Nahariya suchte für eine Studie Menschen, die zwischen dem 7. April 2020 und dem 4. Februar 2021 positiv auf Corona getestet worden waren.[16] Es fanden sich 1176 Personen. Für die Untersuchung wurden aber nur die Personen herangezogen, die bereits vor der Erkrankung ihren Vitamin-D-Status hatten messen lassen. Dies traf auf 253 Probanden zu, mit einem Durchschnittsalter von dreiundsechzig Jahren. Es waren ungefähr gleich viele Frauen und Männer dabei, die in vier Gruppen eingeteilt wurden:

Gruppe 1: Hier hinein kamen alle mit einem Vitamin-D-Mangel, das waren insgesamt 133 Menschen, bei denen der Vitamin-D-Status niedriger als 20 µg/l war.

Gruppe 2 hatte ein niedriges Vitamin-D-Niveau, sie umfasste sechsunddreißig Personen mit einem Vitamin-D-Gehalt zwischen 20 µg/l und 30 µg/l.

Gruppe 3 war die mit einem adäquaten Vitamin-D-Niveau, das waren vierundvierzig Probanden mit Werten zwischen 30 und 40 µg/l.

Gruppe 4 zeichnete mit einem hohen Vitamin-D-Gehalt, so hatten vierzig Personen einen Vitamin-D-Status höher als 40 µg/l.

Ein besonders niedriges Vitamin-D-Level wie in der Gruppe 1 war dreimal häufiger bei Erkrankten mit schwerem Verlauf zu finden als bei denen mit milden oder moderaten Symptomen. Personen aus der Gruppe 1 hatten ein fast vierzehnmal so hohes Risiko, schwer (oder sogar mit tödlichem Ausgang) zu erkranken, als Menschen aus der Gruppe 4. Direkt zur Mortalität: Diejenigen mit einem Vitamin-D-Mangel, also aus Gruppe 1, hatten ein Risiko von 25,6 Prozent gehabt, an ihrer Infektion zu versterben, in der Gruppe 3, mit dem ausreichenden Vitamin-D, lag diese Zahl bei 2,3 Prozent.

Die Tendenz war deutlich: Je niedriger das Vitamin D, desto höher das Risiko, schwer zu erkranken oder gar zu versterben.

Die Befunde in der Studie waren alle signifikant, es ist also sehr unwahrscheinlich, dass die gefundenen Zusammenhänge auf Zufällen basieren. Mehrere andere Studien zeigen die gleiche negative Korrelation. Generelle saisonale Schwankungen wurden mit bekannten statistischen Finessen ausgeschlossen, die ich hier nicht beschreiben werde – es ist ja keine Doktorarbeit!

Ein gutes Vitamin-D-Reservoir scheint also gegen eine schwere Infektion mit COVID-19 zu schützen. Es hilft dem Immunsystem, Gefahren von Viren und Bakterien abzuwehren, was generell schon lange bekannt ist.

Wenn solche Studien auch nicht den endgültigen Beweis liefern, die Daten überzeugen dennoch. Die Chance besteht, dass, wenn Sie Ihr Vitamin-D-Reservoir ausreichend auffüllen und entsprechend beibehalten, Sie das Risiko reduzieren können, überhaupt oder schwer an COVID-19 zu erkranken. Warum wird darüber kaum gesprochen? Warum wird diese Variable – der Vitamin-D-Gehalt im Körper – bei einem so fiesen Virus nicht von Ärzten und Ärztinnen deutlich und häufiger thematisiert? Mein Ratschlag: Füllen Sie auf eigene Faust Ihren Vitamin-D-Speicher auf. Es ist das Sonnenschein-Vitamin! Wenn auch kein Wundermittel.

Eine abschließende Antwort auf die Frage, warum das Virus gerade mich so heftig traf, habe ich keine, außer der sehr hohen Viruslast, die ich hatte. Eines ist aber sicher: Mein Vitamin-D-Niveau entspricht jetzt der Gruppe 4. Ich habe aufgefüllt, meine Blutwerte zeigen es an. Kann mir eine solch schwere Infektion trotzdem noch mal passieren? Bin ich in Gefahr? Das kann absolut sein, denn diese Krankheit greift individuell an.

Wie kann das öffentliche Leben, besonders im Winter, dann überhaupt weitergehen? Oder meine Arbeit mit Klienten und

Klientinnen in der kleinen Praxis? Ich weiß es nicht. Sollte ich mich nicht auch deshalb endlich impfen lassen? Auf diese Frage habe ich vorerst noch keine Antwort gefunden. Lesen Sie gespannt weiter. Holen Sie sich aber vorher noch einen Kaffee, solange er schmeckt!

Ein PS soll es an dieser Stelle geben: In Deutschland nehmen laut der Pronova Betriebskrankenkasse 65 Prozent der Bevölkerung über achtzehn eine generelle Verschlechterung ihrer Gesundheit durch die Pandemie wahr. Die Probleme sind Bewegungsmangel, Rücken- und Nackenschmerzen sowie psychische Leiden. Andere haben spürbar zugenommen und häufiger Kopfschmerzen. Auch Kurzatmigkeit und ein höherer Konsum von Alkohol und Nikotin wurden genannt. All das ganz ohne Infektion!

Was noch nicht gesagt wurde: Da das Virus den Blutdruck und das Gefäßsystem beeinflusst, liegt es nahe, dass es auch Auswirkungen auf die Erektion oder die Durchfeuchtung der Vagina haben kann und Sexualität dadurch schwierig werden könnte. Ein Glück, gibt es hier verschiedene Lösungsmöglichkeiten, denn das Covid-Virus scheint tatsächlich hier reinzugrätschen. Eine große Metastudie zur erektilen Dysfunktion bestätigt: COVID-19 kann diese auslösen oder verschlimmern.[17] Zur Feuchtigkeit der Vagina und COVID-19 habe ich noch keine Studien gefunden. Ach was!

Tja, dieses Virus hat uns noch ziemlich im Griff, so oder so.

Impfen nach Genesung oder nicht?
Es gibt für mich keine gute Antwort

Am 15. März 2022 reiste ich nach Hamburg. Zum ersten Mal seit Beginn meiner Krankheit am 5. November 2021. Inzwischen waren 130 Tage vergangen. Am Tag vor meiner Abfahrt fragte mich Louis, wie es mir wohl in der Praxis-Wohnung gehen würde, dort, wo das Unheil begann. Und ja, ich hatte bei dem Gedanken daran eine gewisse innere Unruhe gespürt, meinte aber, es gut schaffen zu können.

An dem geplanten Dienstagnachmittag fuhr ich also fröhlich mit meinem Auto Richtung Süden. Das Ziel meiner ersten Etappe sollte Hamburg-Bergedorf sein. Ich wollte beim Reha-Team den Rollstuhl und den Rollator abgeben, beide Geräte hatte ich seit über einem Monat nicht mehr gebraucht.

Auf der Autobahn musste ich als Erstes an meinen Sohn denken, auf ebendieser Strecke hatte er mich am 28. Dezember nach Dänemark gebracht, und in Bergedorf hatte er seine Mission »Rettet Mama aus der Reha« gestartet, indem er den Rollstuhl und den Rollator dort abholte. Wie schön das gewesen war!

Ein Gedanke schoss mir dann doch durch den Kopf: Wie würde es sein, wenn ich den Schlüssel zu meiner Praxis-Wohnung umdrehte und eintrat?

Mein vordergründiges Ziel war es, dass ich mich ganz in Ruhe darauf einstellen wollte, irgendwann dort wieder zu arbeiten. Vermeidungsstrategien waren nie mein Ding, auch jetzt nicht. Ich wollte mich damit auseinandersetzen, mein unruhiger Kopf würde schon merken, dass diesmal keine Gefahr von der Praxis-Wohnung ausging. Der kleine Knoten, das Unbehagen, würde sich in Luft auflösen.

Abgabe von Rollen

Die Fahrt von Haderslev nach Hamburg dauerte wie immer rund zwei, zweieinhalb Stunden. Ich kam um die Mittagszeit beim Reha-Team an, wo ein einfühlsamer Mitarbeiter sich meiner annahm. Kurz entschlossen bugsierte er den Rollstuhl und den Rollator aus meinem Auto und fuhr beides gleich in den Laden, in jeder Hand eines der Geräte. Gekonnt! Gekonnt! Ich musste daran denken, wie ich mich, gerade mit dem Rollstuhl, abgemüht hatte. Damals, bei der Bestellung, war mir gesagt worden: »Ich kann Ihnen aber nur die Standardausgabe geben!« Das war mir egal gewesen, aber später wurde mir klar: Je teurer der Rollstuhl ist, desto leichter und somit auch einfacher ist er zu manövrieren.

Die Abgabe verlief bestens, abgesehen davon, dass der Mitarbeiter, nachdem ich alles quittiert hatte, mir hinterherrief: »Na, dann bis zum nächsten Mal, Frau Henning.«

Ich stutzte, drehte mich zu dem Mann um und sagte: »Das haben Sie jetzt nicht wirklich gesagt, oder? Ich hoffe, Sie und ich sehen uns nie wieder!« Danach verließ ich grinsend den Laden. Ganz ohne Rollen. »Danke für den freundlichen und guten Service!«, schrie ich noch über meine Schulter. Für den Ladenmitarbeiter war die Abgabe von Rollstuhl und Rollator ein alltägliches Geschäft, für mich etwas Feierliches. Im Rollstuhl war ich die Patientin. Ohne war ich die Genesene. Apropos Genesene. In Hamburg würde ich in wenigen Tagen keinen Genesenen-Status mehr haben, die neunzig Tage, die das Robert Koch-Institut festgelegt hatte, wären dann überschritten. Früher galt der Genesenen-Status ein halbes Jahr lang, danach, von einem Tag auf den anderen, nur für drei Monate, gleich neunzig Tage. Es bedeutete, dass ich wieder nirgends hineindurfte, weder in Cafés noch Kinos, geschweige denn in Hotels übernachten konnte.

Als ich am Nachmittag, nach meiner Reha-Team-Tour, in der Garage in der Geschwister-Scholl-Straße in Eppendorf parkte, war ich in Hochstimmung. Wobei: Das Parken dauerte fast fünfzehn Minuten, denn ich habe eine Lift-Garage. Kennen Sie so etwas? Ich stoppe das Auto vor der Garage, steige aus und stecke den Schlüssel in das Schloss für die Hebebühne. Daraufhin fährt von unten eine Garageneinfahrt hoch. Ich setze mich wieder ins Auto, fahre rein, steige aus und fahre dann die Bühne – jetzt ohne mich im Auto – wieder herunter. Das Reinfahren fühlt sich an wie auf einer Fähre, nur dass in der Lift-Garage auf beiden Seiten noch weniger Platz ist. Steige ich auf dieser Hebebühne aus dem Auto, sind meine Boots oder mein Mantel meist im Weg, ich hänge überall fest. Es ist umständlich, ich muss mich jedes Mal körperlich herausquetschen. Schön und gut. Aber versuchen Sie das mal mit herabgesetzter Atemkapazität und Beinen, die nicht machen, was sie sollen. Es dauerte an diesem Tag fast doppelt so lange wie sonst.

Danach musste ich durch das Garagengebäude und die Treppe hinunter, um mich dann wieder, leicht gebückt, um mir den Kopf nicht zu stoßen, auf die Hebebühne zu bewegen, wo ich dann, wieder in der Enge, einsteigen musste. Danach erst konnte ich zu meinem Parkplatz in der Garage fahren. Da auch die Garage selbst ausgesprochen klein ist – etwa sechs, sieben Autos haben da Platz –, musste ich mehrere Male vor- und zurückfahren, um in meine Lücke zu kommen. An den Wänden zeugen überall Schleifspuren, wie bei mir am Türrahmen zum Bad, von nicht gelungenen Parkversuchen – nicht nur von mir! Ich bin nur ein einziges Mal dagegengekommen – am Anfang. Inzwischen bin ich professionelle Hebebühnenparkerin.

Insgesamt war das Einparken an diesem Tag jedoch wie eine Stunde Physiotherapie mit Lis. Schweißgebadet, wie ich war, wartete ich mit dem Aussteigen, bis sich mein Atem beruhigt hatte. Ansonsten war bisher alles gut verlaufen. Ich war sogar im Baumarkt gewesen, im Kofferraum lagen lauter Sachen für mein Haus.

Die zehn Minuten, die ich zur Praxis-Wohnung gehen musste, genoss ich. Ich war an der frischen Luft und freute mich auf mein Hamburger Zuhause.

Hereinspaziert!

Zum Glück gibt es im Gebäude einen Fahrstuhl. Während ich mit Maske hochfuhr, dachte ich gespannt darüber nach, wie es wohl in der Praxis-Wohnung aussehen würde. Auch James hatte dort zehn Tage mit Corona in Quarantäne gelegen. Ich steckte den Schlüssel ins Schloss und öffnete vorsichtig die Tür. Das Erste, was ich sah, waren zwei volle Tüten Leergut. Sein Geschirr hatte James abgewaschen, offenbar alles auf einmal, denn die Tassen, Teller und Töpfe waren auf einem Haufen zum Trocknen auf den Tisch gestellt. Meine Sachen lagen noch so da, wie ich die Praxis-Wohnung am 12. November verlassen hatte, als ich ins Krankenhaus musste. Überall waren Schuhe, Taschen, Mäntel, Hosen, Blusen und Blazer in kleinen Stapeln für den Dreh bereitgelegt, den ich dann hatte absagen müssen. Mein Make-up war im Bad verstreut, Haarbürste und Haarspray lagen auf dem Waschbecken. Im Flur standen halb volle Taschen und Schuhtüten herum, als hätte ich darin etwas gesucht. Hatte ich. Nach einigen Tagen krank im Bett hatte ich frische Wäsche gebraucht.

So hatte es also ausgesehen, als ich die 112 rief, wobei ich niemals gedacht hätte, dass ich so lange fort sein würde. Ich hatte angenommen, dass ich nur für ein paar Tage etwas Hilfe zum Atmen bräuchte. Ein Koma und ein septischer Schock waren da noch weit außerhalb meiner Vorstellungswelt.

Nun sah ich meine Bettwäsche, die zusammengefaltet in der Ecke lag, James hatte neue genommen. Weil ich aber nur zwei Bezüge in Hamburg habe, wollte ich neue mitgebracht haben, damit ich wechseln konnte. Die hatte ich vergessen. Ich musste also meine alte Bettwäsche nehmen oder die von meinem Sohn, in beiden Garnituren hatte jemand Corona gehabt!

Mir fiel ein, wie James als Kind unten im Garten unseres damaligen Wohnhauses gestanden hatte, als der Rottweiler im vierten Stock auf dem Balkon zu bellen begann, woraufhin mein Sohn mich gefragt hatte: »Mama, können Hunde fliegen?« Ich fragte mich nun, ob Viren wohl vier Monate lang über Bettdecken krabbeln konnten. Ein absurder Gedanke, aber es war ein ungutes Gefühl, dass ich einfach davon ausgehen musste, dass nichts mehr, außer ich selbst, hier in der Praxis am Leben war.

Ansonsten war ich endlich angekommen. Und nach einer Stunde mit Aufräumen und Staubsaugen realisierte ich immer mehr, was alles geschehen war in der einsamen Woche, in der ich in der Praxis-Wohnung krank gelegen hatte. In der Küche entdeckte ich den Salbei-Honig-Tee, den mir eine gute Freundin draußen auf die Matte gelegt hatte, weil ich niemandem direkt begegnen durfte. Auf dem niedrigen Couchtisch, wo sonst die Getränke für die Klienten und Klientinnen stehen, lagen Anti-Thrombose-Spritzen, Nasen- und Cortisonspray und Ibuprofen neben dem Thermometer. Die Eisentabletten, die mir angeraten worden waren zu nehmen, waren noch ungeöffnet. Es war wie auf einer Zeitreise, ich fahre vierundeinhalb Monate zurück und darf noch mal sehen, wie meine Begegnung mit COVID-19 begann. Wow! Das machte was mit mir.

Dann sah ich die Datumsanzeige auf dem Schreibtisch, mit den kleinen Täfelchen, die manuell gedreht und auf den nächsten Tag gestellt werden. Sie zeigten Montag, den 8. November, das war mein vierter Tag, nachdem ich krank geworden war. Danach, letztlich bis ich vom Krankenwagen abgeholt wurde, waren offenbar Energie und Aufmerksamkeit für das tägliche Umdrehen nicht mehr vorhanden gewesen. Der Zettel auf dem Tisch, auf dem ich mehrfach am Tag die Sauerstoffsättigung, den Blutdruck und die Temperatur eingetragen hatte, bis zum buchstäblichen bitteren Ende, war eine Überraschung für mich. Ich sah auf den ersten Blick, wie die Sauerstoffsättigung langsam, aber sicher bergab gegangen war, und auch dass ich zwischendurch zweimal vierzig Grad Fieber gehabt hatte. Das mit dem Fieber erinnerte ich, denn ich hatte zu Louis gemeint, dass das Thermometer falsch messen würde, mir ginge es zu gut für ein so hohes Fieber. Der Grund für meinen Anruf bei der 112 war aber auch klar: Irgendwann war die Sauerstoffsättigung auf 88 Prozent runtergegangen – morgens am 12. November. Folglich war es auch schwerer geworden, zu atmen. Ich hatte Angst bekommen und die

Sanitäter gerufen. Sie wissen das alles. Und nun stand ich da, in meinem Praxiszimmer, und bekam Beklemmungen.

Als ich im Krankenhaus lag, hatte meine Ex-Schwiegertochter Florentine, genannt Flo, den Briefkasten geleert und Essensreste aus der Küche und dem Kühlschrank entfernt, auch den Müll heruntergetragen. Daran hatte ich am Anfang meines Klinikaufenthalts noch gedacht und es mit ihr organisiert. Flo hatte aber etwas in der Praxis vergessen, da lag ein Briefumschlag, den sie wohl kurz abgelegt hatte. Ich rief sie deshalb an und sagte ihr auch, wie merkwürdig es mir gerade ginge, wieder da zu sein. Sie erzählte mir daraufhin, dass sie selber äußerst emotional aus der Praxis gegangen war.

»Was war das Unangenehme für dich?«, fragte ich sie.

»Es tat mir so leid für dich. Man sah ein Krankenzimmer, in dem jemand gelegen hatte, der mit letzten Kräften versucht hatte, sich um sich selbst zu kümmern. Und wie es nicht mehr geklappt hat«, erklärte Flo. »Man sah die Hilflosigkeit.« Sie beschrieb noch das beliebig abgestellte Essen in der Küche und die Wäsche auf dem Fußboden, die sie etwas zusammengeräumt hatte. Als ich kam, waren einige »Spuren« schon beseitigt gewesen.

Wir beendeten das Gespräch, und ich sah auf einmal den großen Stapel Post, der auf dem Drucker lag. Eine Freundin hatte für mich die ganze Zeit über den Kasten geleert. In mehr als sieben Wochen kommt was zusammen, dachte ich. In dem Stapel fand ich auch den Brief vom Gesundheitsamt mit dem CT-Wert von 17 – hohe Viruslast! Ebenso den Folgebrief, in dem mir mitgeteilt wurde, dass ich mich in häusliche Quarantäne begeben sollte. Auch das hatte Florentine erwähnt: »Ganz alleine hast du da gelegen, hast es nicht mehr geschafft, und kein Mensch durfte zu dir!« Sie setzte noch einen drauf: »Das ist eines der Probleme bei dieser Krankheit. Die Leute werden damit alleine gelassen.«

Darüber hatte ich noch gar nicht nachgedacht, ich bin es gewohnt, für mich zu sorgen. Nur im äußersten Notfall hole ich mir Hilfe. Dieser Notfall war aber eingetreten. Das kurze Gespräch mit Flo bestätigte gewissermaßen meine Gefühle, denn ich hatte mich besonders klein gefühlt, als ich in die Praxis getreten war. So emotional niedergeschlagen. In Wirklichkeit hatte ich – ich weiß es doch auch – eine gesunde körperliche und emotionale Reaktion gehabt auf das, was da geschehen war. Ich war dabei, Erlebtes zu verarbeiten.

Als ich fertig aufgeräumt hatte, sah alles wieder ganz normal aus. Auch ich war innerlich aufgeräumter. Ich legte mich ins Bett und versuchte einzuschlafen.

WhatsApp von einer Traumatherapeutin

Melanie, meine Freundin in München und Traumatherapeutin, fragte mich am nächsten Morgen per WhatsApp, wie es mir gehen würde, als hätte sie geahnt, dass etwas nicht stimmte. Ich schrieb ihr die Wahrheit, und sie reagierte sofort:

Guten Morgen, liebe Ann-Marlene!
Dass das unter die Haut geht, glaube ich gerne. Wieder ein Schritt Konfrontation mit dem Schrecken, aber auch ein Schritt Heilung davon. Die Chance liegt darin, Abschied zu nehmen von dem Trauma, die Spuren zu entfernen und die Praxis-Wohnung wieder für dich und dein Leben einzunehmen. Mit einer neuen Bedeutung zu besetzen. Du lebst. Du bist heute hier. You are in charge. Nimm dir die Zeit, die du brauchst. Schritt für Schritt. Nimm die Gefühle wahr, dann lass sie vorüberziehen.
Nur ein kleiner Reminder. Du weißt das längst und bist schon geübt darin.

Meine Antwort:

Guten Morgen, Melanie! Es ist derart schwierig, damit umzugehen, mir ist die ganze Zeit übel. Ich weiß zwar, wie, aber noch schreit mein ganzer Körper: Nix wie weg hier! Ich spüre, dass ich hier in Hamburg nichts mehr zu suchen habe als »Person, die hier lebt«. Die Praxis-Wohnung wird zu meinem Hotelzimmer werden, wenn ich

Jobs in D-Land habe. Ich fahre jetzt zum Arzt und lasse meine Blutwerte checken. Enjoy the day very much! Ann-Marlene

Am deutlichsten brachte es Melanie einige Tage später, in einem
Telefongespräch, auf den Punkt, als sie sagte:»Die Wohnung war
der Schauplatz eines Traumas. Du wurdest zur Augenzeugin dei-
nes eigenen Traumas. Auch wenn du dich verdammt allein gefühlt haben musst – in Gedanken warst du nie allein. Es sind jetzt
nur noch Erinnerungen an eine Zeit voller Bangen und Hoffen,
von der wir alle froh sind, dass sie vorbei ist.«

Während ich dies schreibe, kullern Tränen aus mir heraus. Seit
Tagen hatte ich diese Traurigkeit gespürt, weil mir immer klarer
geworden war, wie gefährlich diese Krankheit und der Verlauf
für mich gewesen war. Ich ließ das Weinen zu, es war wichtig und
richtig. Danke, Melanie, für deine weisen Worte!

Ab zum Arzt

Seit meiner Entlassung aus der Rehaklinik war ich dabei, meine
Medikamente zu reduzieren, in enger Zusammenarbeit mit meinem Hamburger Arzt und Freund, Ravan Hübner. Er führt mit
einem Kollegen eine Allgemeinarztpraxis in Fuhlsbüttel, ist selber aber Facharzt für Innere Medizin. Mit Herz und Seele. Besonders die internistische Erfahrung von Ravan war für mich ein
Plus, denn ich machte mir unangenehme Gedanken über die
Blutverdünner, die ich absetzen wollte. Vielleicht bedingt durch
den Satz, den ich im Krankenhaus gehört hatte, vernommen von
meiner Lieblingskrankenschwester, die ich für sehr kompetent
hielt: »Sie sind jetzt Bluterin, Frau Henning. Die Pillen verdün-
nen sehr, passen Sie auf sich auf.« Ob ich auf der Fahrt in die
Reha an diese Worte dachte? Oder auf dem Stelzenbett auf der
Rampe? Ja, tat ich.
Im Endeffekt war es eine Frage zwischen Pest oder Cholera.
Wollte ich das Risiko eingehen, Thrombosen während langer
Liegezeit zu bekommen? Und ja, auch das Virus selbst erhöht das

Risiko für Thrombosen. Oder wollte ich diese Risiken mit Blutverdünnern senken und bei Pech, durch einen Unfall, viel mehr als üblich bluten? Seit bei mir Aneurysmen gefunden und operiert wurden, mag ich keine Blutverdünner. Die beste Chance hat man bei diesen Aussackungen der Blutgefäße, wenn sie operiert werden, bevor sie bluten, oder wenn eine Blutung zügig gestoppt wird. Beides ist mit Blutverdünnern kaum möglich.

In der Praxis von Ravan wurde ein großes Blutbild gemacht, und als die Labormitarbeiterin die Nadel ansetzte, meinte sie: »Oh, das spritzt mir ja schon entgegen!« Ja, eben. Als ich wenige Minuten später Ravan im Konsultationszimmer gegenübersaß, war sein erster Satz: »Die Blutverdünner lassen wir mal weg.« Das war's! So einfach kann es gehen, kein Ausschleichen und keine Diskussion mehr. »Du brauchst sie nicht mehr. Du rennst den ganzen Tag durch die Gegend.« Stimmt.

Am Tag darauf waren die Blutergebnisse da. Alles bestens, nur mein Vitamin-B$_{12}$-Speicher war dezimiert. Ich nahm daraufhin täglich eine entsprechende Lutschtablette, in einem Monat sollte nachgeschaut werden, ob sich der Wert stabilisiert hat. Mein Antikörpertiter gegen das Covid-Virus – ein Titer ist das Maß für die Anzahl bestimmter Antikörper im Blut – lag bei 2500. Ab ungefähr 1000 konnte man zufrieden sein, wie ich gelesen hatte. Daran glaubte ich.

Später, als ich zum Mittagessen im wunderbaren *Geschwister Café* in Eppendorf saß, fuhr ein Bus vorbei, mit einer unübersehbaren, also buslangen Werbung für die Klinik, in der ich sechs Wochen lang gelegen hatte. Dort, wo sie mehrfach mein Leben gerettet hatten, wie ich inzwischen weiß. Ich dachte an die gute Arbeit an meinem kraftlosen Körper, die sie dort geleistet hatten. Rief den Mitarbeitern und Mitarbeiterinnen in Gedanken zu: »Ich habe gestern meinen Rollstuhl abgegeben! If you could see me now!«

Schreckensmeldungen

Und dann folgte eine Hiobsbotschaft nach der anderen: Bundesgesundheitsminister Karl Lauterbach sagte: »Wir müssen mit einer neuen Omikron-Variante im Herbst rechnen.« Der Epidemiologe Prof. Timo Ulrichs äußerte sich zum Supermarkt-Besuch: »Das Risiko, sich ohne Maske anzustecken, liegt bei nahezu 100 Prozent.« Der NTV-Newsticker hatte schon am 9. März verkündet: »Mehr als 6 567 840 Millionen Menschen sind nach Reuters-Berechnungen an oder mit dem Virus gestorben.« Die damalige Bundesfamilienministerin Anne Spiegel riet zum Testen vor dem Osterfest: »Wir haben jeden Tag 300 Corona-Tote. Das ist eine Zahl, die mich sehr besorgt. Wir sollten daher Masken tragen in allen Situationen, in denen wir sie bisher auch getragen haben.« Das Robert Koch-Institut meldete: »150 675 Neuinfektionen binnen vierundzwanzig Stunden.«

Es waren beunruhigende Meldungen. Die Corona-Zahlen gingen seit zwei Jahren auf und ab, die Meinungen der zuständigen Politiker und Politikerinnen zu den pandemischen Themen auseinander. Schon lange verfolgte ich beunruhigt die Diskussion über die allgemeine Impfpflicht in Deutschland. Schließlich wurde im Bundestag gegen sie gestimmt – »nur« eine einrichtungsbezogene wurde eingeführt, in Kliniken und Pflegeheimen. Diese »eingeschränkte« Impfpflicht trifft aber leider auf mein Tun in der Praxis, da ich mit einer Heilerlaubnis arbeite. Momentan darf ich also, ungeimpft, wie ich bin, keine Klienten und Klientinnen sehen, zumindest bis Ende 2022, wo die Notwendigkeit des Gesetzes überdacht werden soll. Die einrichtungsbezogene Impfpflicht ist für mich ein Berufsverbot, jedenfalls für meine Arbeit als Therapeutin. Es hilft mir einzig der Gedanke, dass ich auch andere Tätigkeiten ausübe und dass ich als Dänin jederzeit zurück in mein Haus in Hadersleben »flüchten« und dort auch arbeiten kann, sollte diese Impfpflicht auch noch im kommenden Jahr bestehen. Die Dänen hatten einen anderen Umgang mit dem Virus gefunden als die Deutschen.

Tabu! Tabu!

Ich bin Sexologin. Über Sex zu sprechen ist mit Scham belegt, viele Themen, etwa das oft proklamierte Austrocknen der Frau nach den Wechseljahren oder das sinkende Stehvermögen des mittelaltrigen Mannes, sind mit Tabus belegt. Täglich habe ich damit zu tun, von wegen, die natürlichste Sache der Welt! Allein was ein Tabu beinhaltet lässt schon Böses erahnen, denn letztlich ist es ein ungeschriebenes Gesetz, das aufgrund von bestimmten Anschauungen innerhalb einer Gesellschaft dem Einzelnen verbietet, bestimmte Dinge zu tun. Für mein Gefühl trifft dies auf »Sprechen über Sex« zu, aber auch auf »Darüber sprechen, nicht geimpft zu sein«.

Ich erinnerte mich an die Aussage der Ärztin bei meiner Aufnahme ins Krankenhaus: »Selber schuld, Sie hätten sich ja impfen lassen können.« Ob nun die veränderte Gleitfähigkeit der Vagina nach der Menopause oder ein herabgesetztes Stehvermögen des Penis – diese Dinge haben meist gute Gründe. Genauso mein Impfstatus, wie Sie wissen. Mich hatte nur nach wie vor niemand danach gefragt.

Nachdem mich James von der Reha abgeholt hatte und wir im Auto Richtung Dänemark saßen, sprachen wir über das Thema »Impfung«. Mein Sohn war ja »vollständig immunisiert«, er hätte mich sonst nicht abholen dürfen. Ich sagte, dass ich überlege, mich impfen zu lassen, aber noch unsicher sei.

»Ich denke, es gibt zwei Gruppen«, entgegnete James, »es gibt die Verschwörungstheoretiker, die behaupten, es gäbe dieses Virus gar nicht, es sei sowieso nicht gefährlich, die Bevölkerung würde belogen und manipuliert werden. Mit ihnen kann niemand über das Gegenteil sprechen.« Ich nickte. Mein Sohn sinnierte weiter: »Dann gibt es Menschen, die einfach Angst vor der Impfung haben. Dazu gehörst du, Mum. Da kann niemand was sagen, Angst ist eben Angst.«

Ich wusste genau, was er meinte. Wir überlegten dann, ob mir und anderen Angsthasen mehr Informationen zum Thema helfen würden. Oder ob ich bei meiner Ablehnung gegenüber einer

Impfung bleiben sollte und dann mit den Konsequenzen würde leben müssen.

Die Gesellschaft ist bei der Impfdebatte gespalten. Hat nicht jeder eine soziale Verantwortung gegenüber seinen Mitmenschen und müsste deshalb geimpft sein? Oder wiegt die freie Entscheidung des Individuums höher? Und die Meinungsfreiheit sowieso? Zudem das Recht, über den eigenen Körper zu bestimmen? Und was ist mit den berichteten Impfschäden? Sind sie real? Dies sind Fragen, die wunderbar diskutiert werden könnten, wären das Tabu und die Angst hierbei nicht so groß. Die pandemische Bedrohung und die damit ausgelöste Verunsicherung und Lebensangst haben unsere Nervensysteme auf Flucht- und Angriff geschaltet, wir sehen überall gefährliche Säbelzahntiger. Wir Menschen suchen dann Sicherheit in dem Zugehörigkeitsgefühl einer Gruppe, die es genauso meint und hält wie wir.

Vielfach werden Menschen, die nicht geimpft sind, zum Feindbild erklärt, so meine ganz persönliche Erfahrung. Ich werde für meine Entscheidung, mich nicht impfen zu lassen, verurteilt und diskriminiert. Meine Freiheit und einige berufliche Möglichkeiten sind durch meinen Impfstatus eingeschränkt. Im Herbst 2022 würde ich zwar fast überall auf meinen Vortragstouren und Lesungen bei Freunden wohnen können, das möchte ich aber nicht, denn im Hotel zu übernachten ist entspannter für mich, ich brauche viel Alleinzeit. Sollten die Zahlen aber wieder steigen und neue (alte!) Regeln aufgestellt werden, darf ich in keinem Hotel einkehren. Auch privat wären Restaurants, Cafés, Kinos und Konzerte dann für lange Zeit (vielleicht für immer?) für Louis und mich keine Option. Generell gibt es in Deutschland sehr viele Dinge, die wir nicht machen könnten. Geimpfte Menschen, die nachweislich das Virus in sich tragen und es auch verteilen können, dürfen überallhin. Da gibt es doch diesen Bestseller: *Gute Mädchen kommen in den Himmel, böse überallhin.*

Die Frage könnte auch beim Impfen sein: Wer ist hier gut und wer böse? Und wo kommen die entsprechenden Personen mit ihren Einstellungen und Überzeugungen noch hin?

Was für ein absurder Gedanke, weil es bei mir ja fast tödlich geendet hätte. Ich wäre wortwörtlich nirgendwo mehr hingekommen. Oder wie bei meinen Koma-Albträumen in der Hölle angekommen. Vielleicht landen – übertrieben gedacht – Ungeimpfte dort, also in der Hölle, weil wir zu Lebzeiten höchst asoziale Wesen waren. Wir dachten nicht an die Mehrheit, sondern nur an uns selbst.

Aus meiner Sicht gibt es in der Impffrage keine Antwort, die zu hundert Prozent richtig ist. Fakt bleibt für meine Person: Im Herzen und laut meiner DNA bin ich, wie ich seit Kurzem weiß, eine dänisch-englische Wikingerin. Und in Dänemark gehe ich schon lange überallhin. Wenn auch, aus eigener Entscheidung, mit Maske.

Ein Risiko ohnegleichen

Bei den körperlichen Beschwerden, die ich hatte und noch immer habe, toben viele Fragen in meinem Kopf herum. Kann mir das als ungeimpfte Person alles noch mal passieren? Soll ich mich doch impfen lassen? Sie mögen denken: Sie ist fast gestorben, jetzt müsste sie es doch verstanden haben. Nein, habe ich noch nicht. Ich frage mich eher, wie ich zukünftig mein soziales Leben oder meinen Beruf ungeimpft angehen lassen soll. Beschwerlich, wäre meine erste Eingebung. Wenn ich doch nur all die warnenden Stimmen in meinem Kopf los wäre! Was tun? Ich versuchte mich besser zu informieren. Das hatte aber nicht zum erwünschten Ergebnis geführt.

Welches Wissen gibt es bisher zum Impfen? Wie stark und von welcher Dauer ist mein ganz persönlicher, natürlicher Schutz gegen COVID-19 als Genesene? Medizinisch betrachtet, und nicht laut der Regelung des Robert Koch-Instituts, mit den neunzig Tagen. Die Frage erscheint mir wichtig für meine endgültige Entscheidung. Der Virologe Hendrik Streeck, Direktor des Instituts für Virologie und HIV-Forschung an der Medizinischen Fakultät der Universität Bonn, äußerte in seinem Buch *Hotspot* etwas sehr Wichtiges zu COVID-19: »Es ist ein ernst zu nehmendes Virus, aber man darf es auch nicht überdramatisieren und somit Ängste in einer Gesellschaft schüren. Die überraschende Erkenntnis der letzten Monate ist, dass das objektivierbare Risiko für den einzelnen Menschen gering ist. Wenn auch das persönliche Risiko im Einzelfall hoch sein kann, denn es ist nie auszuschließen, dass entgegen aller statistischer Wahrscheinlichkeit auch ein junger Mensch schwer erkrankt, Langzeitschäden hat oder sogar verstirbt. Das Virus kann für jeden gefährlich sein.«[18]

Das persönliche Risiko ist tatsächlich *persönlich,* und mich hat es ganz persönlich hart getroffen. Man könnte sagen, dass ich meine erste »Impfung« auf die harte Tour durchexerziert habe. Meine Immunantwort ist jetzt hoch, wie ich seit dem Besuch bei Ravan weiß. Es wundert mich nun umso mehr, wie ich, laut dem Robert Koch-Institut, nur drei Monate immunisiert sein sollte und nicht mehr sechs. Oder noch länger.

Doch wie lange ein Immunschutz besteht, ist in der Tat schwer zu beantworten. Mittlerweile gibt es Studien dazu.

Dr. Sebastian Ulbert, Virologe und Leiter der Abteilung Impfstoffe und Infektionsmodelle am Fraunhofer-Institut für Zelltherapie und Immunologie (IZI) in Leipzig, beschäftigt sich genau damit: Wie lange ist ein Mensch nach der Genesung oder nach der Impfung geschützt? Das Projekt heißt SaxoCOV.[19] Die Kollegen und Kolleginnen untersuchen seit der ersten Pandemiewelle Genesene und geimpfte Personen und vergleichen ihre Antikörper, die sie gegen COVID-19 entwickelt haben. Generell fallen die Antikörper über die Zeit, sowohl nach der Infektion als auch nach der Impfung. Das bedeutet aber nicht, dass jemand nicht mehr immun ist. Dr. Ulbert erklärte im September 2021: »Durch eine Infektion oder eine Impfung entsteht ein immunologisches Gedächtnis. Kommt man erneut in Kontakt mit dem Erreger, werden die Zellen des immunologischen Gedächtnisses aktiviert und erzeugen neue Antikörper. Bei vielen RNA-Viren, zu denen auch Coronaviren gehören, ist es so, dass eine Infektion einen lang anhaltenden, oft lebenslangen Schutz vor einer nochmaligen Erkrankung auslöst.«[20]

Das hört sich für mich gut an. Andere Studien bestätigen dies.

Eine Person kann zwar mehrfach erkranken, aber der schwere oder tödliche Verlauf ist unwahrscheinlich.

Dr. Ulbert bringt noch weitere Tatsachen zur Sprache: »Die Datenlage ist mittlerweile weit fortgeschritten. Man weiß, dass die Infektion ein sehr solides immunologisches Gedächtnis auslöst. Ob es ein Leben lang hält, weiß man nicht. Aber das ist auch bei anderen Viren so. Eines ist jedoch klar: Der Schutz durch eine Infektion ist bei Weitem höher als der durch eine Impfung.«[21] Wirklich? Genau diese Information lässt die Frage aufkommen, ob ich überhaupt noch eine Impfung brauche! Es gibt vielversprechende Resultate und Ergebnisse aus dieser neuen Forschung – jedenfalls für mich.

Das Ärzteblatt!

Im *Ärzteblatt* vom 4. Februar 2022 las ich zu diesem Thema: »Die Frage, wie gut und nachhaltig eine durchgemachte COVID-19-Erkrankung vor einer Reinfektion schützt, war lange nicht so umfangreich untersucht wie die zur Effektivität der Impfstoffe.«[22] In den vergangenen Monaten sind jedoch Studien erschienen, denen zufolge Genesene nicht nur mindestens ebenso wirksam vor Reinfektionen geschützt sind wie ausreichend Geimpfte oder Geboosterte. Ihr Schutz scheint sogar deutlich länger anzuhalten. Je nach Studie wird die Dauer auf acht bis zehn oder sogar dreizehn Monate beziffert. »Wer eine Infektion mit SARS-CoV-2 überstanden hat, kann erneute Attacken des Virus erstaunlich effektiv abwenden. Dies gilt auch für den Fall, dass der Verlauf nur milde oder sogar asymptomatisch war.«[23] Was für Neuigkeiten! Schon jetzt gibt es Hinweise, dass Genesene nicht nur mit Alpha (B.1.1.7), Beta (B.1.351) und Delta (B.1.617.2), sondern auch mit Omikron (B.1.1.529) als neueste Variante fertigwerden können.

Die größte Überraschung ist aber diese: Das Risiko, sich erneut zu infizieren und hospitalisiert zu werden, scheint bei Geimpften höher als bei Genesenen. Autsch! Die Forscher und Forscherinnen aus der zitierten Studie im *Ärzteblatt* empfehlen, den

»offenbar günstigen Immunstatus der Genesenen« epidemiologisch zu nutzen. Diese Menschen bräuchten viel später als gedacht eine Impfung, die Kapazitäten könnten dafür genutzt werden, vulnerable Gruppen zu priorisieren. Das Beste ist aber diese Aussage: »Den Genesenen gebühre darüber hinaus ein mindestens ebenso freizügiger Status in puncto Zugang zu öffentlichen Events, zum Arbeitsplatz, in Geschäfte und bezüglich Reiseoptionen wie Personen mit entsprechendem Impfstatus.«[24] Ach! Schön wäre es.

Es scheint, dass eine neue Sicht der Dinge entsteht, dass man nicht weiterhin alle über einen Kamm scheren will, also auch nicht jeden und jede in alle Ewigkeit zu boosten. Wissenschaftler sprechen immer deutlicher von den überwiegenden Vorteilen der natürlichen Immunität. So auch der Engländer Dr. John Campbell, der einst Krankenschwestern und -pfleger ausgebildet und mehrere Bücher zur Funktionsweise des Körpers geschrieben hat. Mittlerweile betreibt Dr. Campbell einen YouTube-Kanal zu COVID-19. UNICEF bezeichnete im August 2020 diesen Kanal als exzellentes Beispiel dafür, wie Experten sich in sozialen Medien einsetzten, um falsche Informationen zu bekämpfen. Im Oktober 2020, in einem Deutsche-Welle-Interview, wurde Dr. Campbell als unabhängiger Gesundheitsanalyst und Online-Autorität für die Pandemie vorgestellt. Ich mag die Videos von ihm, weil er Aussagen kritisch beleuchtet und jede Menge wissenschaftliche Belege heranzieht, die ich mir im Nachhinein selber anschauen kann.

In dem Video vom 16. März 2022 spricht Dr. Campbell davon, wie wichtig ihm natürliche Immunität erscheint. Er erklärt: »Dieses Virus wird für Jahre oder gar Jahrzehnte bei uns bleiben. Das bedeutet, dass wir uns alle dieses Virus einfangen werden.« Er sei nicht gegen die Impfung, sie verhindere schwere Verläufe und Todesfälle, während sich der natürliche Schutz in der Bevölkerung bilden könnte. Aber er fragt sich: »Ist es Zeit, sich von den Vakzinen zu verabschieden? Haben sich die Zeiten diesbezüglich verändert?« Seine Antwort: »Ja, der Weg geht jetzt Richtung natürliche Immunität.«[25] In einigen Ländern wird dieser Weg schon eingeschlagen – erfolgreich, so auch in Dänemark.

Dr. Campbell wirft noch die Frage auf, ob Genesene vielleicht keinen Vorteil von Vakzinationen haben, sondern sogar einen negativen Effekt erwarten dürften. Ebendies interessiert mich natürlich, ich habe deshalb weiter recherchiert.

Marco Cavaleri, Leiter der European Medicines Agency (EMA) of Vaccines Strategy, äußerte sich über das Boostern: »Die EMA hat offiziell Bedenken, denn die Strategie, jeden vierten Monat zu boostern, beinhaltet das Risiko, die Immunsysteme von Menschen zu überfluten.«[26]

Eine Impfung, die es buchstäblich in sich hat

Eine Studie aus England, im *Journal of Infection*, von Anfang 2021 zeigt, wie Menschen, die bereits eine COVID-19-Infektion hatten, eher von Nebenwirkungen nach ihrer Erstimpfung betroffen waren als Menschen, die »nur« geimpft waren.[27] Die Impfnebenwirkungen waren: Fieber, Fatigue (Ermüdungssyndrom), Myalgie (Schmerzen in der Muskulatur), Arthralgie (Schmerzen in den Gelenken) und Lymphadenopathie (tastbar vergrößerte Lymphknoten). Jüngere Personen (unter fünfzig) und Frauen waren am ehesten betroffen. Die Impfungen betrafen den Wirkstoff von Pfizer.

Eine andere Impfstudie kam zu dem Ergebnis, dass das Risiko, Nebenwirkungen zu entwickeln, bei Genesenen zweimal so hoch sei wie bei »nur Geimpften«.[28] Diese Studie begann als App, um COVID-19-Symptome zu verfolgen, also zu »tracken«. Irgendwann wurde die App von »Covid Symptom Tracker« in »Covid Symptom Study« umbenannt. Die App wurde in England entwickelt und wurde von der Regierung mitfinanziert, da mehrere Wissenschaftler und Wissenschaftlerinnen bei diesem Projekt involviert sind. Der große Vorteil der App ist ihre Reichweite. Unmengen von Daten können gesammelt werden, die ansonsten nirgendwo auftauchen würden.

Insgesamt können derartige Informationen dazu genutzt werden, um Menschen herauszufiltern, bei denen Nebenwirkungen oder eben keine plausibler sind. So zumindest der Vorschlag der beteiligten Forscher und Forscherinnen. Dadurch wüsste man, wer sich beruhigt impfen lassen könnte, denn viele, die zögern, würden dies aus Angst tun. James' Wort in Gottes Ohr.

Mittlerweile werden, nicht zuletzt durch diese Studien inspiriert, Diskussionen angeregt, ob bei Genesenen nicht etwa nur eine Impfung nötig sein sollte. Ich rege an, darüber nachzudenken, ob vielleicht bei ihnen keine Impfung nötig ist. Ich selber werde abwarten, bis die Stimmung weniger »aufgeheizt« ist. Mit einem ruhigeren Nervenkostüm lassen sich klarere Entscheidungen treffen. Das gilt auch für Politiker und Politikerinnen, die medizinische Tatsachen dann beachten und nicht wiederholt außer Acht lassen können. Wobei: Ich bin ausgesprochen froh, selber keine derartigen Entscheidungen für eine ganze Gesellschaft treffen zu müssen.

Ob all diese Ergebnisse nun dafürsprechen, sich nach einer durchgestandenen Infektion nicht impfen zu lassen oder zumindest nur *eine* Impfung danach zu bekommen, muss jeder Mensch für sich entscheiden. Ich habe mich dagegen entschieden. Diese Entscheidung steht für die nächste Zeit, und ich hoffe, dass ich mit dem besten Schutz dastehe, den es gibt. Nämlich, genesen zu sein! Ich werde mich noch zusätzlich schützen. Mit Maske. Mit Abstand. Mit Rückzug.

Impfpflicht?

Unter der Überschrift »Impfpflicht im Gesundheitswesen – verfassungswidrig, diskriminierend, kontraproduktiv« spricht sich der gemeinnützige Zusammenschluss »Ärztinnen und Ärzte für individuelle Impfentscheidungen« gegen eine allgemeine Impfpflicht aus. Meine Einstellung zu dem Thema könnte nicht besser vertreten und argumentiert sein. Ich möchte deshalb aus ihrer Website zitieren, aus dem Abschnitt »Medizinisches«: »Spätestens seit Omikron schützen die COVID-Impfstoffe nicht mehr substanziell vor eigener Infektion – das Ansteckungsrisiko selbst

Geboosterter unterscheidet sich schon nach wenigen Wochen nicht mehr relevant von dem Ungeimpfter. Das gilt auch für die vierte Impfdosis …

Keiner der aktuellen COVID-Impfstoffe verringert in relevantem Maße das Risiko, andere Menschen anzustecken. Dieses Risiko ist für infizierte Geimpfte oder infizierte Ungeimpfte auch bei engem Kontakt nicht substanziell unterschiedlich.

Damit fehlt der allgemeinen wie der einrichtungsbezogenen Impfpflicht jede wissenschaftliche Grundlage, sie bietet keinen zusätzlichen Schutz der Betreuten.«[29]

So gut, wie sich dies in meinen Ohren anhört, die Verantwortlichen haben anders entschieden. Wer mehr wissen möchte, siehe unter: https://individuelle-impfentscheidung.de/ Zack!

Das Leben ist endlich – genießen Sie es ab sofort!

Was denken Sie? War ich im Krankenhaus ein »Störenfried«? Oder etwa ein »Meckerpott«? Ich habe mich jedenfalls häufig im Weg gefühlt, wie harte Arbeit für das Fachpersonal. Als ich dann aber den Artikel in der *Welt* las mit dem Titel »Warum auf der Intensivstation der Wahnsinn lauert«, fühlte ich mich endlich verstanden.[30] Der Artikel zeigte mir, dass einige Bedürfnisse von mir eine allgemeine medizinische Relevanz zu haben scheinen!

Aber alles der Reihe nach. In dem Beitrag wird von einer US-amerikanischen Studie berichtet, die es förmlich in sich hat, nämlich von der des Intensivmediziners Wes Ely von der Vanderbilt Uniklinik. Seine Ergebnisse schockierten Intensivmediziner auf der ganzen Welt: Von 224 beatmeten Patienten hatten mehr als 80 Prozent ein Delirium entwickelt. Diese Patienten blieben im Schnitt zehn Tage länger auf der Intensivstation. In den sechs Monaten nach dem Klinikaufenthalt starb jeder Dritte von ihnen. Von den nicht deliranten Patienten starben in dieser Zeit nur 15 Prozent.

Ein Blick in die Zukunft

Aufgrund ebendieser Studie hatte Professor Alawi Lütz von der Berliner Charité mehrere Intensivzimmer »menschengerecht« umbauen lassen, wie man sagen könnte, um die Auswirkungen auf die Patienten und Patientinnen zu beobachten. Ob sich das auf die Erholung und Genesung der Kranken ausgewirkt hatte? Und für weniger Delirien sorgte? Es hatte und es tat. Vordergründig sollten Kranke ein Gefühl der Sicherheit und der Vertrautheit bekommen und Ruhe für ihre Genesung haben. Meist

ist es in einem Krankenzimmer aber laut, immer ist etwas los, die Türen stehen offen. Das Licht leuchtet grell von der Decke. Verschiedene Geräte surren und piepen. Unzählige Male am Tag werden Flaschen geleert und in die Mülleimer geworfen, die direkt neben dem Bett stehen.

In den neuen Zimmern in der Berliner Charité stehen die Mülleimer in einem sogenannten Observationsraum, wo auch alle Alarmsignale eingehen; es piept also nicht mehr im Krankenzimmer. Ein gestörter Tag-Nacht-Rhythmus ist nämlich einer der größten Risikofaktoren für ein Delirium beispielsweise nach einem Koma. Das Gehirn erholt sich im Tiefschlaf und nicht bei Dauerstörung und Lärm. Da habe ich es wohl richtig gemacht, wenn ich versucht habe, am Tag nicht zu schlafen, um in der Nacht mehr Bedarf zu haben.

In den neuen Intensivzimmern der Charité sind auch kaum Geräte zu sehen, diese sind hinter Wänden platziert. Ach, wie oft habe ich in der Spiegelung im Fenster meine Blutdruck- und Sauerstoffwerte abgelesen, die mich mitunter sehr beunruhigt hatten.

Künstliche Himmel über den Betten sind ebenso Teil der Neuausrichtung. Diese leuchten nach Tageszeit und Wetterlage in verschiedenen Farben. Sie spiegeln, was wettertechnisch draußen los ist. Ist es regnerisch, verdunkelt sich das Zimmer, scheint die Sonne, wird alles heller. Auch hier fällt mir auf, wie ich richtiglag, als ich zu fragen begann, wie kalt es wohl draußen sei. Anscheinend spürte ich, dass es mir guttun würde, ein Gefühl dafür zu bekommen, dass ich wieder auf der Welt war und auch *in welcher*. Wenn ich Fragen dieser Art auf der Station stellte, nahm ich bei den Fachkräften häufiger Nichtverständnis oder Genervtheit wahr. Da war der Gedanke vom Störenfried naheliegend.

Die Umbauten in der Berliner Charité haben gezeigt, wie wichtig es für einen kranken Menschen ist, *wahrgenommen* zu werden, und dass bestimmte Dinge, die das Leben erleichtern, eine Wertigkeit bekommen. Was das alles sein könnte? Hörgeräte und Brillen wurden beispielsweise so schnell wie möglich den

Patienten oder Patientinnen zurückgegeben. Eine Nebenbemerkung von mir: Vielleicht könnte dies auch Mobiltelefone und tragbare Computer betreffen, damit der Kontakt zur Außenwelt gewährleistet bleibt? Wären Steckdosen in greifbarer Nähe vom Bett vorhanden gewesen, hätte ich weniger klingeln müssen. Auch mehr Hilfe wäre gut gewesen, so beim Abstellen des Wasserglases, sodass man es erreichen konnte, oder beim Aufstellen der Beine, wenn es von alleine gerade nicht geht. Das wäre alles sehr schön und vor allem sehr erholsam gewesen.

Es scheint auch von Vorteil zu sein, wenn nicht immer neue Pflegepersonen ins Zimmer kommen. Dagegen beruhigt es, wenn man sich auf nur *eine* Pflegekraft einstellen muss, die wohlwollend handelt. Ich erinnere mich, wie ich jedes Mal überrascht war, wenn sich jemand Zeit nahm und nett mit mir umging. Dass alle Betreuenden in Schutzkleidung waren, hatte sicher auch keinen positiven Effekt gehabt. Ich erkannte Menschen nur an ihrer Figur, am Gang sowie an ihrem Benehmen, manchmal an der Stimme. Wochenlang sah ich ansonsten nur Augen. Dr. Hendrik Streeck schreibt in seinem Buch *Hotspot,* wie er sich, als er bei den ersten Virus-Infizierten im Kreis Heinsberg an der Tür klingelte, gegen die Schutzkleidung entschieden hatte. »Hier kam ein Mensch, kein Marsmensch. Vertrauen gewinnt man nur, wenn man den Menschen erkennt.«[31] Ich stelle nachdenklich fest, wie alleine ich mich gefühlt hatte und immer versuchte, gute oder bekannte Anhaltspunkte in meiner kleinen Welt zu finden.

In der Berliner Charité wurden dann zwei Gruppen über zwei Jahre lang miteinander verglichen: Patienten und Patientinnen in den neuen Intensivzimmern mit denen in den alten. Wie könnte es anders sein? Alle profitierten von den neuen Stationszimmern, nicht nur, was das Delirium angeht!

Auch Besuchszeiten spielen eine entscheidende Rolle. Auf der Intensivstation in meinem Hamburger Klinikum gab es keine festen Zeiten. Das war schön. Mein Sohn konnte vorbeikommen, wann er wollte, nach einem tagesfrischen PCR-Test. Auf der Normalstation gab es festgeschriebene Besuchszeiten, die zudem sehr eingeschränkt waren. Selten passten sie mit den Zeiten meines Sohns zusammen, ich sah ihn in den fast zwei Wochen, in denen ich da lag, nur zweimal. Strenge Besuchszeiten haben aber auch einen Vorteil. Als meine Bettnachbarin einmal Besuch von einer etwa fünfzigjährigen Bekannten bekam, redete sie fortwährend mit lauter Stimme und unsäglicher Betonung auf die alte Dame ein. Sie wiederholte fast jede Aussage der Patientin mit einem eingebauten Vorwurf. »Du sagst, du isst? Ja, aber isst du dann auch genug? Ja, du musst genug essen. Isst du wirklich genug? Du weißt doch, wie wichtig es ist, genug zu essen? Deshalb bist du hier. Du musst auch was trinken! Nimm den Becher! Hast du genug getrunken? Es ist wichtig, genug zu trinken. Schau, du hast ja kaum daraus getrunken. Du musst jetzt trinken!« Mon Dieu! Sie hatte einfach kein Ende gefunden. Ich war inzwischen ein wenig in Geduld geübt, aber diese irritierende Stimme wurde zum expliziten Nervenreiz für mich. Eine unerträgliche Spannung wuchs in mir. Die alte Dame tat, was sie immer tat, sie ignorierte alles, hörte darüber hinweg, war auch leicht taub, das geht dann gut.

Ich schaute mir gerade mit Kopfhörern eine Serie auf Netflix an und sagte wirklich lange nichts zu der »Störung« direkt neben mir. Im Innern wurde ich aber immer aggressiver, bis ich dann, ausgesprochen bestimmt, meinte: »Entschuldigen Sie, aber es ist sehr anstrengend, Ihnen zuzuhören. Ich spüre gerade den Sinn einer zeitbegrenzten Besuchsregelung. Ich brauche jetzt wirklich Ruhe.« Die Besucherin antwortete, dass sie noch keine Stunde da sei und ohnehin gleich gehen würde. Als sie schließlich nach fünf Minuten das Zimmer verließ, seufzte ich tief und dankte dem Universum. Die alte Dame schlief sofort ein. Das zum Thema Ruhe für die Genesung.

Zurück zur Berliner Charité. Die zeitliche Orientierung hat für Menschen eine große Bedeutung, auch im Krankenzimmer, obwohl man dort meist alle Zeit der Welt hat. In den neuen Charité-Zimmern gibt es eine große Uhr und einen Kalender. Wie oft lag ich nachts wach und wusste nicht, wie spät oder früh es war! Kein Mensch, kein Handy, kein Computer in der Nähe. Es war jedes Mal ein diffuses Gefühl, wodurch ich mich verloren und ausgeliefert fühlte. Ich fragte öfter nach, welches Datum wir hätten, und versuchte auszurechnen, ob es möglich sein würde, Weihnachten zu Hause zu sein. Weihnachten war ein guter Ankerpunkt für mich, auch wenn ich es am Ende nicht geschafft habe.

Eine Geschichte auf der Normalstation habe ich noch nicht erzählt. Ein junger Pfleger, der vom frühen Abend bis Mitternacht Dienst hatte, sah einmal mein Ladegerät auf dem Tisch liegen und sprang vor Freude fast hoch. Er wollte es ausleihen.

»Ja, klar«, lautete meine Antwort. Computer und Handy waren gerade geladen.

»Ich bringe Ihnen das Kabel in zwanzig Minuten zurück!«, sagte der Pfleger und rauschte mit dem Kabel in der Hand davon. Dass aus zwanzig Minuten mehrere Stunden wurden, nahm ich noch gelassen hin, war ich es doch gewohnt, mich auf diverse Aussagen nicht verlassen zu können. Ich entschuldigte den Pfleger in seiner Abwesenheit, er hatte bestimmt zu tun. Dieses zeitlich ausgedehnte Ausleihen passierte aber mehrfach in den zehn Tagen, die ich dalag, und es begann zu nerven. Ich nutzte die Angelegenheit aber an anderer Stelle zu meinem Vorteil. So kam es, dass mir ebendieser Pfleger manchmal kurz vor Mitternacht einen leckeren Joghurt brachte (Sie kennen mein Wurstproblem), nachdem er mir, auf meine Nachfrage hin, mit schlechtem Gewissen mein Kabel zurückgab. Danach begann meine Filmnacht, zwar ohne Popcorn, aber mit Joghurt. So einfach kann man manchmal für das Wohlergehen sorgen. Und nun werde ich auch etwas vorlaut, denn mittlerweile weiß ich, dass mein Dasein als Störenfried im Endeffekt meine Genesung gefördert hat.

Insgesamt ging es mir in der Klinik gut, abgesehen von den körperlichen Einschränkungen und dem sehr unterschiedlichen Umgang des Personals mit mir. Zwischendurch war es schwer, mit der Angst umzugehen. Dr. Friedrich von Rosen, ärztlicher Leiter des Klinikums am Europakanal in Erlangen, einem Zentrum für Neurologie und Neurologische Rehabilitation, erklärte zur Angst im Rahmen einer COVID-19-Erkrankung: »Angst ist etwas, was viele Patienten in der Situation verspüren. Sie haben Angst zu ersticken. Es ist wichtig, dass sie dann Vertrauen aufbauen können, dass sie psychologisch einfühlsam und liebevoll behandelt werden von den Pflegekräften und Therapeuten. Manchmal muss man Angstreaktionen aber auch mit Medikamenten etwas dämpfen.« Wie bei mir, vor dem Aufsetzen der schwierigen Maske, mehrere Male am Tag. »Der wichtigste Faktor bleibt aber Vertrauen und das Gefühl, liebevoll betreut zu werden. Wir versuchen deshalb auch immer, die Krankheitsverarbeitung psychologisch zu begleiten.«[32]

Ich möchte mich hier nicht wiederholen, aber betonen: In sozialer Isolation für sieben Wochen zu liegen ist grausam. Das war schwer auszugleichen, wobei ich es mit meinen kleinen »Störungsaktionen« häufiger versucht habe.

Gesundheitssystem und Co.

Unser Gesundheitssystem funktioniert, meine Krankenkasse, die DAK, war unkompliziert und freundlich und hat alles Wichtige für mich erledigt, inklusive Rollstuhl, Rollator und Krankengeld. Sie übernahm dann auch die Kosten für meine Heimfahrt nach Dänemark und stellte die Rehaklinik zur Rede. Auch gut, dass es in Deutschland und Dänemark zur Impffrage immer noch eine Wahl gibt. Ich weiß, ich habe die Gesellschaft mit meinem schweren COVID-19-Verlauf einiges gekostet. Dafür habe ich meine Rehabilitation selbst durchgeführt. Zugegeben: Das dänische Gesundheitssystem machte auch mit. Lis sei Dank!

Noch zur Rehabilitation: Meine Mutter, mein Hamburger Arzt und einige Freundinnen unterstützten mich von der ersten Minute an darin, aus der merkwürdigen Rehaklinik zu kommen, nachdem deutlich wurde, wie sehr sie mich loswerden wollten. Andere, mein Sohn oder Louis, waren dagegen äußerst skeptisch, nun waren sie aber auch diejenigen, die nach meiner Entlassung die größte Verantwortung übernehmen mussten – für einen Menschen, den sie bisher so ganz anders kannten. Für mich selbst war es, trotz Wikinger-Gene, geradezu Angst einflößend, mich ins Auto zu setzen, alles Weitere war ja ungewiss. Ich zog die Abreise aber durch, und diese Aktion hat meine psychische Verfassung gerettet, meiner Genesung gedient.

Sollte jemand nun meinen, dass die vielen nicht Geimpften insgesamt eine Last für die Gesellschaft darstellen, muss ich dem- oder derjenigen in gewisser Hinsicht recht geben. Wenn viel mehr Menschen so krank geworden wären wie ich, wären die Krankenhäuser überfüllt gewesen. Aber sollten unterschiedliche Regelungen für Patienten und Patientinnen kommen à la nicht Geimpfte zahlen mehr Krankenbeiträge und den eventuellen Krankenhausaufenthalt sowieso selbst, dann kosten Raucher und Raucherinnen auch mehr – und zahlen bitte selbst. Ebenso Extremsportler und -sportlerinnen. Vielleicht auch diejenigen mit schnellen Autos … Oder Menschen, die andere Drogen als Zigaretten zu sich nehmen. Ich denke, Sie haben meinen Standpunkt verstanden. Es gibt hier keine gerechte Regelung. Und nein, ich schäme mich nicht mehr, sondern stehe dazu, nicht geimpft zu sein. Für mich wiegt die klare, freie Entscheidung über den Körper und mein Leben mehr – das Leben, welches ich nun, dank unseres Gesundheitssystems, noch habe, nach einem höchst kompetenten Intensivstation-Aufenthalt.

E-Mail von einem älteren Bekannten

Am Anfang meiner Genesung erreichte mich eine E-Mail von einem bald siebzig Jahre alten Bekannten, dem es nach wie vor blendend geht. Franz, heißt er, mein Spiele-Co-Autor:

Nach so einem schicksalhaften Ereignis denkt man wohl auch über den Tod und das Sterben nach. Ich tue dies selten und denke daran nur wie an ein fernes Ereignis.

Natürlich sollte man die wichtigen Dinge regeln, aber ich habe einen Aberglauben. Ich habe zwei Schuhkartons mit Bildern und Briefen usw. aus meinem Leben. Ich denke, bevor ich diese nicht sortiert, geordnet und in Alben übernommen habe, kann mir nichts passieren.

Diesem Gedanken kann ich etwas abgewinnen. Bis zu einem gewissen Punkt glauben wir Menschen mehr oder weniger, dass wir jung und leistungsfähig bleiben werden und uns nicht viel passieren kann. Wer denkt gerne an den eigenen Tod? Lieber weichen wir dieser uns allen bevorstehenden Tatsache aus und schreiben kein Testament. Die Sache ist aber, dass es auf einmal sehr schnell gehen kann – wie bei mir, ich lag auf einmal einfach da. In meinen Albträumen dachte ich permanent darüber nach, dass ich bestimmte Dinge nicht geschafft hatte zu regeln, bevor ich starb. Nun mussten es andere für mich tun.

Nach meiner einschneidenden Erkrankung habe ich es am eigenen Leib gespürt, wie existenziell verletzbar wir Menschen sind. Ich muss wohl für den Rest meines Lebens mit den Konsequenzen dieser gemeinen COVID-19-Erkrankung umgehen. Und werde bald mein Testament schreiben in der Hoffnung, dass es noch sehr lange in der Schublade liegen wird.

Ein gutes Gespür

Wie Sie sicher bemerkt haben, beobachte ich sehr genau, was in meinem Körper los ist. Damals, als meine Aneurysmen entdeckt wurden, meinten die Ärzte, dass die kleinen Gefäßausstülpungen keine Symptome verursachen würden, und einmal entfernt, sei alles gut. Dabei war ich nur zum Arzt gegangen, weil ich Skotome hatte. Ein Skotom bezeichnet eine eintretende Sehstörung im Bereich des Gesichtsfelds, eine solche kann eine plötzliche Farbveränderung sein, wie Lichtblitze wirken oder wie dunkle Flecke. Ich hatte helle Lichtblitze und später dunkle Ränder auf der rechten Seite meines Sehfelds. Und siehe da, eines meiner drei Aneurysmen saß direkt am Nervus opticus, am Sehnerv. Ob die Symptome nur ein Zufall waren oder ob ich das Richtige gespürt gehabt hatte – wer weiß das schon? Ich bin aber der festen Überzeugung, dass meine gute Eigenwahrnehmung damals mein Leben gerettet hat, denn sie brachte mich zum Arzt. Ohne Operation wäre es irgendwann zu einer Blutung gekommen, das größte Aneurysma war fast ein Zentimeter groß und das Gefäß schon durchsichtig. Der Chirurg sagte: »Der nächste Flieger oder Tauchgang hätte es platzen lassen können, Frau Henning, Sie hätten es kaum geschafft.«

So beobachte ich einfach weiterhin, was in meinem Körper los ist. Es ist offensichtlich: Long Covid hat mich fest im Griff.

Ich habe nie geraucht, bin schlank, ernähre mich grün und gesund, und mein Bluthochdruck wird behandelt. Ich bewege mich viel und bin also keine per se gefährdete »Kandidatin« für alle möglichen Krankheiten. Trotzdem sind meine Symptome noch da. Es ist offensichtlich, ich muss mich damit auseinandersetzen – um vertretbare Lösungen zu finden.

Gefühle

Dieses Buch zu schreiben löste viele widersprüchliche Gefühle in mir aus und hatte gleichzeitig therapeutische Relevanz. Es war ein guter Prozess, und die Worte sprudelten einfach so aus mir heraus. Ich fühlte mich zwischendurch zwar, als sei ich noch mittendrin in der Krankheit und der Genesung, stellte dann aber fest, dass gewisse Schmerzen und Probleme nicht mehr existent waren. Es geschah also etwas. Wobei: Die Nerven- und Muskelschäden spüre ich täglich.

Trauma und dessen Erinnerung im Körper

Bei meinen körperlichen und emotionalen Erlebnissen hat mir mein Verständnis von der Wirkungsweise des Gehirns stets geholfen. Ich habe dadurch gewusst, dass ich normal auf Ereignisse reagierte, die mich förmlich überfallen hatten und schwer zu handeln waren, weil sie traumatisch waren. Ich möchte hier einiges von der Webseite des Instituts für Traumatherapie in Berlin zitieren, weil es anderen Menschen in ähnlichen Situationen vielleicht helfen könnte:

Jede bedeutsame körperliche oder emotionale Verletzung oder Belastung, der ein Mensch ohnmächtig oder hilflos ausgesetzt ist, kann

Hilfe bei der Verarbeitung erfordern. Kritische Lebensereignisse wie Verletzungen, chronische Schmerzen, schwere Krankheiten und medizinische Eingriffe, Flucht, Kriegsgeschehen oder Umweltkatastrophen können sich zu einem nicht zu bewältigenden Maß an Lebenstraumata addieren. Es ist der Körper, der diese Traumata in sich trägt.

Ist unser Körper einer überwältigenden bedrohlichen Situation ausgeliefert, reagiert er zunächst mit dem Kampf-Flucht-Reflex, das heißt mit einer starken Aktivierung des sympathischen Nervensystems. Ist Kampf oder Flucht nicht möglich, bleibt dem Organismus nur noch der Totstellreflex, also ein Zustand der Erstarrung und Lähmung, der mit einer extremen Blockierung des sympathischen Nervensystems verbunden ist. Der Kern der Reflexsteuerung befindet sich dem Bewusstsein unzugänglich tief im Hirnstamm. Er liegt außerhalb unserer bewussten Kontrolle so wie die Atmung, der Blutkreislauf und das Verdauungssystem.

Bei Traumatisierung bleibt die Verarbeitung des überwältigenden Ereignisses auf der Ebene der Reflexe, das heißt in den tieferen Hirnstrukturen »stecken«. Das Erleben der Bedrohung wird hier sozusagen eingefroren und ist für unser Bewusstsein schwer oder gar nicht mehr veränderbar. Man kann eine Traumatisierung als biologisch unvollendete Reaktion verstehen, die sich auf körperlicher Ebene nur noch in Form somatischer Beschwerden ausdrücken kann.[33]

Wertvolle Hilfe bei Long Covid

Wo gibt es Hilfe bei Long Covid? Wer kennt sich damit aus? Ich bin auf einige Selbsthilfegruppen gestoßen. Dort finden sich Erfahrungswerte und manchmal sogar Lösungsmöglichkeiten. Unter »Statistisch genesen, aber chronisch krank« erklärt die Initiative Long Covid Deutschland Folgendes: »Laut der WHO-Definition handelt es sich bei Long Covid vor allem auch um einen Krankheitszustand, der von ausgeprägter physischer und kognitiver Belastungsintoleranz (sogenannte postexertionelle Malaise; PEM) gekennzeichnet ist. Betroffene sind oft nicht mehr

in der Lage, in gewohntem Umfang ihren Berufs- und Alltags-
tätigkeiten nachzugehen. Die drei Hauptsymptome sind postvi-
rale Fatigue (krankhafte Erschöpfung), Atemnot und neurokog-
nitive Störungen.«

Wenn Sie es nicht vorher gewusst hätten, was damit gemeint
sein könnte, wissen Sie es nach meinen vorherigen Ausführungen
nun ziemlich genau. Weiter heißt es: »Laut Studien sind 45 Prozent der Long-Covid-Erkrankten nach über sechs Monaten nicht
in der Lage, Vollzeit zu arbeiten, 20 Prozent sind arbeitsunfähig.
Auch Kinder und Jugendliche sind von Long Covid betroffen.
Eine schwere Erkrankung, die oft zu einer ausgeprägten körperlichen Behinderung führt und für die es keine Behandlung gibt.«[34]

Es hört sich wie ein schlechter Film an, in dem ich leider
momentan mitspielen darf. Ein Psychothriller, welches eigentlich
mein Lieblingsgenre ist. Nur kann ich jetzt, nach dem Gruseln,
den Fernseher nicht ausmachen. Sollten Sie (oder Ihre Lieben)
von Long Covid betroffen sein, nehmen Sie Kontakt auf! Unter
»Nationale Kontakt- und Informationsstelle zur Anregung und
Unterstützung von Selbsthilfegruppen« (NAKOS) finden Sie in
Ihrer Stadt (oder wenigstens in der Nähe) andere mit Long
Covid.[35] Wie immer: Das Sprechen darüber hilft.

Das haarige Ende

Es hat eine gewisse Tragikomik, wenn ich sage, dass ich, je weniger die Haare werden und sollten sie nicht wieder nachwachsen,
nie wieder zum Friseur müsste und trotzdem jeden Tag einen
anderen Style, eine andere Farbe tragen könnte, nämlich indem
ich zu Perücken wechsele. Ich denke dabei an eine Situation aus
meiner früheren Zeit als Model. Bei den großen Modenschauen
lernte ich viele hübsche schwarze Frauen kennen. Eine davon,
mit langen, glatten Haaren bis zum Po, echt, wie ich dachte, sah
ich abends im Pool und habe sie kaum wiedererkannt. Die Frau,
die da hin- und hergeschwommen ist, war immer noch wunder-
schön, hatte aber jetzt kurze negroide Locken. Sie mochte offenbar ihre krausen Haare für die Auftritte auf dem Laufsteg nicht

und trug Perücken. Am Abend wurde das Zweithaar dann fix abgesetzt. Ich weiß heute, Mitte April 2022, dass meine öffentlichen Auftritte mit Perücke werden stattfinden müssen – oder mit sehr kurzen Haaren. Hoffentlich erkennt mich jemand!

Der kleine Rest

Wenn ich nachts aufwache, sind meine Hände nach wie vor wie festgefroren, sie fühlen sich verkrampft an und sind wie bei einer Faust fest verschlossen. Ich kann sie im ersten Moment kaum spüren, es sei denn über den Schmerz. Zwei Zehen am rechten Fuß prickeln noch, sie sind taub oder eingeschlafen. Sowieso tut ziemlich viel im Körper weh, Knochen und Gelenke, wie damals in den Wechseljahren. Diesmal handelt es sich aber wohl um den Covid-typischen, entzündlichen Zustand der Nerven. Geschmack und Geruch sind auch noch nicht zurück. Ich nehme das alles hin und sehe zu, dass ich täglich in Bewegung komme und optimistisch bleibe. Ich lebe mit der Situation, weil ich keine andere Wahl habe. Der Feind in meinem Körper wird mich hoffentlich mit Güte (und mit Gnade) behandeln. In fünf bis zehn Jahren weiß ich mehr, wenn ich dann noch da bin.

Was die Impfung betrifft: Meine Angst davor ist größer als je zuvor. Draußen in der Welt ändert sich gerade diesbezüglich die Stimmung, so mein Gefühl. Es tauchen immer mehr Berichte über Impffolgen auf, besonders nach dem Boosten, es spricht nur kaum jemand offen darüber. Die Infektionszahlen gehen immer wieder runter. Darüber hinaus sind viele Menschen geimpft. Wenn Sie immer noch denken, dass ich meine soziale Pflicht nicht erfüllt habe, mitzumachen, um die Herdenimmunität zu erreichen, haben Sie wohl recht. Ich bekomme aber, trotz meiner schweren Erkrankung, mehr und mehr das Gefühl, dass ich damals die richtige Entscheidung getroffen habe – und es auch jetzt noch tue. Fürs Erste lasse ich mich nicht impfen. Entschuldigen Sie mich diesbezüglich und genießen Sie Ihren Tag. Möglichst ohne COVID-19. Und lassen Sie sich weiterhin Ihren Kaffee schmecken.

PS: Ich bin noch Sexologin! In einer großen Metaanalyse zu COVID-19 und Sexualität vom Januar 2022, in der einundzwanzig bereits durchgeführte Studien ausgewertet wurden, waren insgesamt 2454 Frauen und 3765 Männer beteiligt.[36] Das Ergebnis: Die Pandemie hat unser Sexualverhalten beeinflusst. Es gab *weniger* Sex, *mehr* sexuelle Funktionsstörungen und *mehr* Masturbation. Die Veränderungen waren bei Frauen größer als bei Männern. Eine andere Studie zeigte, dass Verheiratete *mehr* Sex hatten und ihre emotionale Bindung sogar gewachsen war![37] Und eine Untersuchung über Pflegeangestellte berichtete von *weniger* und *kürzerem* Sex, *herabgesetzter* Lust und *weniger* Face-to-face-Stellungen.[38] Also Doggie oder Löffelchen oder wie? So sagen Statistiken mal das eine, mal das andere aus. Fühlen Sie sich also – wenn etwas davon auf Sie zutrifft – völlig normal! Ich bitte darum. Ansonsten sehen wir uns vielleicht irgendwann in meiner Hamburger Praxis! www.doch-noch.de Dann können Sie auch nebenbei meinen neuen, ultrakurzen grauen Haarschnitt live sehen – wenn Ihnen danach ist. Enjoy the day!

Danksagung

Danke, **Gert Scobel**, dass du mich auf so elegante Weise davon überzeugt hast, dieses Buch zu schreiben, als es mir noch so schlecht ging, dass ich es niemals für möglich gehalten hätte. Ich schulde dir was!

Danke an den **Piper Verlag**, der mich mit weit offenen Türen empfangen hat und in toller Zusammenarbeit mit mir ein Buch zu einem solch schwierigen Thema zustande gebracht hat. Ihre Komplimente und Ihr Zutrauen haben mir Flügel verliehen.

Dank gebührt auch meiner tollen Lektorin **Regina Carstensen**, mit der ich wieder einmal viel gelacht, korrigiert, umgestellt und manchmal neu geschrieben habe. Im fixen Tempo wie nie zuvor. Wir verstehen uns einfach!

Danke an **Ravan Hübner**, meinen Hamburger Arzt, der mich durchgehend beruhigt und wundervoll behandelt hat.

Danke an die **Ärzte und Ärztinnen des Agaplesion Diakonieklinikums**, die mein Leben mehrfach gerettet haben. Sie trafen die richtigen Entscheidungen zur richtigen Zeit. Mein **Lieblingspfleger Gunnar** hat meine Tage besonders aufgeheitert, er war mein Friseur, mein Masseur und mein Psychologe. Danke!

Auch meine Freundinnen sollen erwähnt werden: **Dania Schiftan**, die ihre »Hexe« kontaktierte, um herauszufinden, wie Louis mich am besten im Koma erreichen konnte. **Susanne Stenner**, die stundenlang mit Louis telefonierte und mir unter anderem zwanzig Tüten Frühstücksbrei von Hamburg nach Haderslev schickte. **Melanie Büttner**, die mit ihrer kleinen Tochter Kerzen für mich ins Fenster stellte und Louis Fotos davon schickte und für mich immer wieder sehr tröstende Worte fand. **Karina Kehlet Lins**, die sich fast täglich mit Louis austauschte und für mich Märchen von Hans Christian Andersen und das dänische Kinderbuch *Otto er et Næsehorn* (Otto ist ein Nashorn) per WhatsApp aufnahm und mir zur Vertreibung der nächtlichen Langeweile im Krankenhaus schickte.

Über Monate begleiteten mich auch fremde **Menschen** mit liebevollem Interesse, mit Fragen zwischendurch oder sogar mit Geschenken, die per Post aus ganz Deutschland nach Haderslev kamen. Vielen, vielen Dank für diese, eure Unterstützung.

Meine **Familie** stand täglich bereit, um Updates zu meiner Situation mit Louis zu besprechen und zu verarbeiten. Meine **Mutter**, mein **Vater**, meine **Geschwister**. Danke, dass ihr da seid und jede(r) für sich auf ganz eigene Weise erreichbar.

Danke, **James**, dass du mich aus der Klinik geholt hast! Ohne dich wäre ich in der Rehaklinik verreckt. Du warst mein liebster Gesprächspartner per WhatsApp und mein einziger Besuch, den ich im Krankenhaus tolerieren konnte. Dafür hast du stundenlang in den Tarnklamotten geschwitzt. Außerdem wurdest du vom Gericht als mein vorläufiger Betreuer bestimmt. Was hättest du nicht alles entscheiden können! Ein Glück, du hast es nicht getan.

Louis, meine aufrichtige Liebe, danke, dass dir kaum etwas zu viel ist und dass du einiges erträgst, sei es noch so schwer. Du bist für mich da, wenn ich es brauche. Sogar, wenn es ums Waldscheißen geht, in mehrerlei Hinsicht! I love you.

Anmerkungen

1 Eine Sexologin ist im Prinzip gleichzusetzen mit einer Sexualtherapeutin, wobei nicht jede Sexologin oder jeder Sexologe Klientinnen und Klienten hat, einige arbeiten eher in der Forschung.
2 2020; https://pubmed.ncbi.nlm.nih.gov/32735842/
3 Siehe unter: https://www.grueneerde.com
4 »Number two« bedeutet: Stuhlgang
5 Ein Blutgefäß der Lunge ist verstopft, meistens durch ein Blutgerinnsel.
6 Unter »Weaning« versteht man die Entwöhnung beatmeter Patienten und Patientinnen vom Beatmungsgerät.
7 https://www.mdpi.com/1999-4915/13/1/132
8 https://www.bmj.com/content/376/bmj-2021-068993
9 Anne-Kristin Schulze: »SARS-CoV-2-Infektion: Hirnveränderungen auch bei milden Verläufen nachweisbar«. In: *Deutsches Ärzteblatt* 11/2022, und Gwenaëlle Douaud u. a.: »SARS-CoV-2 is associated with changes in brain structure in UK Biobank«. In: *Nature* 604 (2022), S. 697 – 707
10 Übersichtsartikel: https://www.medicalnewstoday.com/articles/how-does-sars-cov-2-affect-the-brain
11 https://www.nature.com/articles/s41467-022-29513-z
12 https://www.thelancet.com/journals/lanres/article/PIIS2213-2600(22)00127-8/fulltext
13 Eine meist chronisch fortschreitende Erkrankung, vorrangig bei älteren Menschen. Es kommt zum Umbau von Lungengewebe und zu einem zunehmenden Verlust der Lungenfunktion.
14 https://www.medrxiv.org/content/10.1101/2020.05.31.20114991v1
15 https://www.tandfonline.com/doi/full/10.1080/00016489.2021.1970803
16 https://journals.plos.org/plosone/article?id=10.1371/journal.pone.0263069
17 https://www.sciencedirect.com/science/article/pii/S2050052121000779?via%3Dihub
18 Prof. Dr. Hendrik Streeck: Hotspot. Leben mit dem neuen Coronavirus. Piper 2021, S. 175 f.
19 https://www.saxocov.de/

20 Clemens Haug: »Corona-Immunität: Nach Genesung oder mRNA-Impfung könnte sie jahrelang halten«. In: mdr Wissen vom 14. September 2021

21 Ebda.

22 Martina Lenzen-Schulte: »Immunstatus nach SARS-CoV-2-Infektion: Genesene offenbar gut geschützt«. In: *Deutsches Ärzteblatt*, 5/2022

23 Ebda.

24 Ebda.

25 https://www.youtube.com/watch?v=kkjBi7dOTAg

26 Oliver Klein: »Wie oft die Impfung auffrischen? Die EMA warnt vor zu häufigen Boostern«; https://www.zdf.de/nachrichten/politik/corona-booster-impfungen-warnung-ema-100.html

27 https://www.journalofinfection.com/article/S0163-4453(21)00277-2/fulltext

28 https://www.journalofinfection.com/article/S0163-4453(21)00277-2/fulltext

29 https://individuelle-impfentscheidung.de/

30 Theresa Nauber: »Warum auf der Intensivstation der Wahnsinn lauert«. In: *Die Welt* vom 18. Mai 2016; https://www.welt.de/gesundheit/article155439518/Warum-auf-der-Intensivstation-der-Wahnsinn-lauert.html

31 Prof. Dr. Hendrik Streeck: *Hotspot*. Leben mit dem neuen Coronavirus. Piper 2021, S. 38

32 »Seelische Gesundheit im Gespräch – Langzeitbeatmung«. Podcast der Bezirkskliniken Mittelfranken

33 https://www.traumatherapie.de/emdr/brainspotting.html

34 https://www.longcoviddeutschland.org

35 https://www.nakos.de/data/Online-Publikationen/2021/NAKOS-Corona-Selbsthilfegruppen.pdf

36 https://bmcpublichealth.biomedcentral.com/articles/10.1186/s12889-021-12390-4

37 https://link.springer.com/article/10.1007/s10508-020-01796-7

38 https://www.nature.com/articles/s41443-020-00381-9

Die Wunderwaffe unseres Körpers

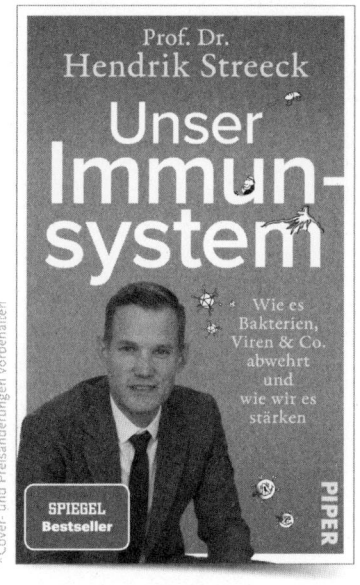

Hendrik Streeck

Unser Immunsystem

Wie es Bakterien, Viren & Co.
abwehrt und wie wir es stärken

Piper, 224 Seiten
€ 22,00 [D], € 22,70 [A]*
ISBN 978-3-492-07097-3

Wo sitzt das Immunsystem, wieso reagiert es manchmal über und wie halten wir es intakt? Hendrik Streeck beleuchtet dies wissenschaftlich fundiert und allgemeinverständlich. Er erklärt, bei welchen Erregern unser Körper Alarm schlägt und warum Herpesviren immer dann ausbrechen, wenn wir besonders gut aussehen wollen. Er zeigt, warum wir Fieber bekommen, Impfen notwendig ist und was wir selbst für unsere Körperabwehr tun können. Denn: Ohne funktionierendes Immunsystem könnten wir nicht überleben.

PIPER

Leseproben, E-Books und mehr unter **www.piper.de**